Ärztliche Wundversorgung

ABC der Wundheilung

Herausgeber

Joseph E. Grey
Facharzt für Innere Medizin, University of Wales, Cardiff and Vale NHS Trust; Facharzt für Wundheilung, Abteilung für Wundheilungsforschung, Cardiff University, Cardiff (Wales)

und

Keith G. Harding
Direktor der Abteilung für Wundheilungsforschung, Cardiff University, und Professor für Rehabilitationsmedizin (Wundheilung), Cardiff and Vale NHS Trust and Gwent NHS Trust (Wales)

Vorwort

Peter Dahl
Chefarzt der Klinik für Gefäßchirurgie am Park-Krankenhaus Leipzig-Südost GmbH

Redaktionelle Bearbeitung der deutschen Ausgabe

E. Chantelau

ELSEVIER
URBAN & FISCHER

URBAN & FISCHER
München · Jena

Zuschriften und Kritik an:
Elsevier GmbH, Urban & Fischer Verlag, Karlstraße 45, 80333 München, medizin@elsevier.com

Translated from
Joseph E Grey, Keith G Harding
ABC of Wound Healing, 1st ed.

Wichtiger Hinweis für den Benutzer
Die Erkenntnisse in der Medizin unterliegen laufendem Wandel durch Forschung und klinische Erfahrungen. Herausgeber und Autoren dieses Werkes haben große Sorgfalt darauf verwendet, dass die in diesem Werk gemachten therapeutischen Angaben dem derzeitigen Wissensstand entsprechen. Das entbindet den Nutzer dieses Werkes aber nicht von der Verpflichtung, anhand weiterer schriftlicher Informationsquellen zu überprüfen, ob die dort gemachten Angaben von denen in diesem Buch abweichen und seine Verordnung in eigener Verantwortung zu treffen.

Wie allgemein üblich wurden Warenzeichen bzw. Namen (z.B. bei Pharmapräparaten) nicht besonders gekennzeichnet.

Bibliografische Information der Deutschen Nationalbibliothek
Die Deutsche Nationalbibliothek verzeichnet diese Publikation in der Deutschen Nationalbibliografie; detaillierte bibliografische Daten sind im Internet über http://dnb.d-nb.de abrufbar.

08 09 10 11 12 5 4 3 2 1

Um den Textfluss nicht zu stören, wurde bei Patienten und Berufsbezeichnungen die grammatikalisch maskuline Form gewählt. Selbstverständlich sind in diesen Fällen immer Frauen und Männer gemeint.

Planung: Dr. med. Bernadette Aulinger, München
Lektorat: Willi Haas, München
Übersetzung: Dr. phil. Anja Kauß, Düsseldorf
Redaktion: Prof. Dr. med. Ernst Chantelau, Düsseldorf
Herstellung: Dietmar Radünz, München
Satz: Kösel, Krugzell
Druck und Bindung: MKT Print, Lubljana, Slowenien
Fotos/Zeichnungen: s. Abbildungsnachweis S. X
Covergestaltung: Spieszdesign Büro für Gestaltung, Neu-Ulm
Titelbild: © picture-alliance/OKAPIA/Roland Birke

ISBN 978-3-437-24710-1

Vorwort zur englischen Ausgabe

Wunden hat es schon immer gegeben, seit Anbeginn allen Lebens. Da die kriegerischen Auseinandersetzungen zunehmend blutiger werden, wurden das Management traumatischer Wunden verbessert und neue chirurgische Verfahren sowie Fachdisziplinen entwickelt, beispielsweise die plastische Chirurgie. Doch viele Wundpatienten haben Probleme, einen Arzt mit Erfahrung in der Wundbehandlung und Interesse an dieser kostenintensiven Problematik zu finden. Trotz technischer Fortschritte in der Chirurgie und trotz Antibiotika-Prophylaxe kommt es bei etwa 10% der Patienten, die einer „sauberen" Operation unterzogen werden, zu Infektionen der Operationswunde.

Bis zu 15% der Gesundheitskosten entfallen auf den Diabetes mellitus und seine Folgeerkrankungen, der größte Teil davon auf die Behandlung des diabetischen Fußsyndroms. Das diabetische Fußsyndrom ist die häufigste Ursache für eine stationäre Aufnahme von Diabetes-Patienten.

Etwa 4% des Budgets des National Health Systems in Großbritannien werden zur Vorbeugung und Behandlung von Dekubitalgeschwüren ausgegeben. Immer häufiger beschäftigen Wunden dieser Art die Gerichte, mit der Konsequenz weiterer finanzieller Ausgaben.

Wunden sind in ihren Erscheinungsformen naturgemäß außerordentlich vielfältig und können daher, um eine optimale Behandlung zu gewährleistet, die unterschiedlichsten Interventionen erfordern. Die Hauptursache des unbefriedigenden Fortschritts liegt aber bis heute in der Ermangelung multidisziplinärer Behandlungs-Teams. Die Bündelung der Behandlung innerhalb solcher Teams vereint die Fähigkeiten der einzelnen Fachleute und mündet so in eine individuelle Therapie für jeden Wundpatienten.

Das ABC der Wundheilung soll dem Kliniker Einblick in das Spektrum der Wundproblemen vermitteln, wie es sich Fachleuten darstellt. Das erste Kapitel beinhaltet die fachgerechte Beurteilung einer Wunde – die entscheidende Grundlage jeglicher Wundversorgung. Denn es ist unwahrscheinlich, dass ein Patient/eine Patientin die korrekte Therapie erhält, wenn er/sie und seine/ihre Wunde nicht richtig diagnostiziert und beurteilt werden.

Die weiteren Kapitel behandeln besondere Arten von Wunden – chronische und akute Wunden – sowie Aspekte der Therapie mit Wundauflagen, Apparaten, Medikamenten, chirurgischen Verfahren, physikalischen, chemischen und biologischen Anwendungen.

Die Autoren der meisten Beiträge kommen aus Wales. Das liegt nicht daran, dass es dort ein Monopol an Erfahrung gäbe, sondern ist zurückzuführen auf den großen Einfluss der Forschungseinheit für Wundbehandlung an der Universität von Cardiff auf viele Menschen, die direkt oder indirekt mit ihr verbunden waren. Diese Arbeitsgruppe ist das Ergebnis der visionären Aktivitäten von Professor Les Hughes, inzwischen emeritierter Professor für Chirurgie in Cardiff. Sie haben zur Bildung einer großen, akademisch orientierten und klinisch tätigen Forschungsgruppe geführt, die in vielen Bereichen der Wundheilung tätig ist. Diese Forschungsgruppe bildet den Kern des Cardiff Institute of Tissue Engineering and Repair (CITER), eines noch größeren und weiter reichenden interdisziplinären Forschungsinstituts mit Schwerpunkt Geweberegeneration. Erst kürzlich wurde das walisische „Netzwerk Verbrennungswunden und Geweberegeneration" (Ffenics) eingerichtet.

Für die einzelnen Schwerpunkte in diesem Buch zeichnen jeweils Fachleute verantwortlich, die sich besonders dafür interessieren und über entsprechende Expertise verfügen. Ihre Beiträge sind umfassende Übersichtsartikel, die ihre jahrelange Erfahrungen einbeziehen. Wir möchten an dieser Stelle allen Autoren für ihre hochwertigen Beiträge zur ärztlichen Fortbildung danken. Besonderer Dank geht an Dr. Stuart Enoch für seine enthusiastische Unterstützung des Projekts und seine Hilfe dabei, unser Ziel nicht aus den Augen zu verlieren.

Wir wissen, dass weitere Anstrengungen nötig sind, damit Wundpatienten die optimale Behandlung erhalten. Wir glauben, dass dieses Buch Klinikern die Grundlagen für das von ihnen praktisch benötigte Wissen liefert. Wir sind uns aber auch bewusst, dass Techniken entwickelt und überholte Behandlungstraditionen verändert werden müssen, damit diese Fortbildungsanstrengungen ihr Ziel auch erreichen.

Keith G. Harding, Joseph E. Grey

Vorwort zur deutschen Ausgabe

Die Wunde, als Ausdruck der Verletzlichkeit der menschlichen Integrität und als äußerlich sichtbare Gefahr für das Leben, hat bereits in frühgeschichtlichen Zeiten Wundheiler und Heilungsprinzipien hervorgebracht. Während im Mittelalter der Wundarzt und „Feldscher" (Feldchirurg) ein eher zweitklassiges Arztindividuum darstellte, erfreuen sich heute Ärzte und Ärztinnen, die sich erfolgreich mit der Behandlung von Wunden auseinandersetzen, großer gesellschaftlicher Anerkennung. In der mehr als viertausendjährigen Geschichte der Wundbehandlung hat es nie einen geradlinigen Entwicklungsprozess gegeben, sondern immer wieder Sackgassen und Neubeginne – mit vielfältigen Therapie-Ansätzen bei verschiedenartigen Wunden und Heilungsdefekten. Hier spielen besonders häufig auch chronische Erkrankungen eine Rolle, die – zumindest bei langjährigem Verlauf – häufig mit Wunden einhergehen. Die Wunde, besonders die chronische Wunde, ist eine Herausforderung für alle Therapeuten.

Prof. emeritus Dr. med. Ernst Chantelau ist für die Bearbeitung der deutschen Ausgabe des bekannten englischen „ABC of Wound Healing" besonders prädestiniert. Er leitete von 1983 bis 2005 die Diabetes Fußambulanz der Universität Düsseldorf und ist ein engagierter Wundarzt. Das der praxisnahen Übersetzung zugrunde liegende englische Originalwerk zeichnet sich durch unkonventionelle und breite therapeutische Vielfalt aus: Vorgestellt wird das gesamte Repertoire der biologischen und medizinischen Wundheilungsmechanismen sowie therapeutische Verfahren, ohne Präferenz für einzelne Methoden. Wie kein anderes Buch informiert es über vielfältige Therapiewege, von der Madentherapie bis zum mikrovaskulären muskulokutanen Lappentransfer.

Prof. Chantelau verfügt über langjährig geschulten Sachverstand, mit einem Gespür für Augenmaß und Evidenz, wodurch die deutsche Ausgabe zusätzlich gewinnt. Dieses Buch stellt eine wertvolle Hilfe in der Behandlung von Wunden dar und ist auch als Nachschlagewerk hervorragend geeignet.

Leipzig, im März 2008
Peter Dahl

Inhalt

Autorenverzeichnis

Alex Benson
Oberarzt, Facharzt für plastische Chirurgie; Mersey Regional Plastic Surgery Unit, Whiston, Hospital Liverpool (England)

Dean E. Boyce
Facharzt für Handchirurgie und plastische Chirurgie; Welsh Centre for Burns and Plastic Surgery, Morriston Hospital, Swansea (Wales)

Ernst Chantelau
Professor für Innere Medizin, Heinrich-Heine-Universität Düsseldorf

William A. Dickson
Facharzt für Handchirurgie und plastische Chirurgie; Welsh Centre for Burns and Plastic Surgery, Morriston Hospital, Swansea (Wales)

Michael E. Edmonds
Leitender Arzt der Diabetes Fuß Ambulanz, King's College Hospital, London (England)

Stuart Enoch
Wissenschaftlicher Mitarbeiter, Mitglied des Royal College of Surgeons of England, Abteilung für Wundheilungsforschung, Cardiff University, Cardiff (Wales)

A.V. M. Foster
Chef-Podologin, Diabetic Foot Clinic, King's College Hospital, London (England)

Andrew Freedman
Facharzt für Infektiologie, University of Wales, Cardiff (Wales)

Joseph E. Grey
Facharzt für Innere Medizin, University of Wales, Cardiff and Vale NHS Trust; Facharzt für Wundheilung, Abteilung für Wundheilungsforschung, Cardiff University, Cardiff (Wales)

Keith G. Harding
Direktor der Abteilung für Wundheilungsforschung, Cardiff University, und Professor für Rehabilitationsmedizin (Wundheilung), Cardiff and Vale NHS Trust and Gwent NHS Trust (Wales)

Brendan Healy
Oberarzt, Facharzt für Infektiologie und Mikrobiologie, University Hospital of Wales, Cardiff (Wales)

Vanessa Jones
Dozentin an der Abteilung für Wundheilungsforschung, Cardiff University, Cardiff (Wales)

David J. Leaper
Professor für Chirurgie, Abteilung für Wundheilungsforschung, Cardiff University, Cardiff (Wales)

Sema Özdemir
Ärztin, Heinrich-Heine-Universität Düsseldorf

Girish Patel
Wissenschaftlicher Mitarbeiter, klinischer Tutor in Dermatologie; Cardiff University und Cardiff and Vale NHS Trust, Cardiff (Wales)

Kayvan Shokrollahi
Oberarzt, Facharzt für plastische Chirurgie; Welsh Centre for Burns and Plastic Surgery, Morriston Hospital, Swansea (Wales)

Abbildungs- und Tabellennachweis

- Abbildung 1.2 ist die bearbeitete Fassung einer Zeichnung, die von Wendy Tyrrell, School of Health and Social Sciences, University of Wales Institute, Cardiff, zur Verfügung gestellt wurde.
- Die drei Abbildungen 4.1, 4.2, 4.3 und 4.4 sind dem Beitrag von J. E. Grey und K. G. Harding in dem Buch von M. S. J. Pathy, A. J. Sinclair und J. E. Morley (Hrsg.) Principles and practice of geriatric medicine, 4. Aufl., Chichester: Wiley (2005) entnommen.
- Die Autoren danken R. Kannan, M. S. C. Murison, D. S. Murray, T. Potokar, G. D. Sterne und O. G. Titley für ihre Hilfe beim Bereitstellen der klinischen Fotografien in Kapitel 8.
- Die Abbildung 10.4, die das Spektrum der Interaktion von Bakterien und Wirt zeigt, stammt von J. E. Grey und Stuart Enoch.
- Die Fotos zur Madentherapie in Kapitel 12 verdanken wir Dr. S. Thomas von Zoobiotic, das Foto des Manukabuschs stammt von Dr. R. Cooper, University of Wales Institute, Cardiff.
- Die Abbildung 13.1 zur Wundheilung ist einem Beitrag von R. A. Clark entnommen, aus dem Buch von L. A. Goldsmith (Hrsg.), Physiology, biochemistry and molecular biology of the skin, 2. Aufl., Bd. 1, New York: Oxford University Press, 1991: 577.
- Die Tabelle 2.7 zur Bestimmung des Doppler-Index ist dem Buch von J. D. Beard und P. A. Gaines (Hrsg.), Vascular and endovascular surgery, 3. Aufl., London: W. B. Saunders, 2005 entnommen.

Alle übrigen Abbildungen und Tabellen wurden von den Autoren des jeweiligen Beitrags zur Verfügung gestellt.

KAPITEL

Joseph E. Grey, Stuart Enoch, Keith G. Harding*

1 Die Beurteilung einer Wunde

Die meisten Wunden heilen, unabhängig davon wie sie entstanden sind, problemlos ab. Bei manchen Wunden sind allerdings Faktoren im Spiel, die die Heilung zwar nicht verhindern (die richtige Behandlung vorausgesetzt), aber dennoch aufhalten können. In seltenen Fällen werden Wunden chronisch und unheilbar; dann besteht das Behandlungsziel darin, die Symptome zu beherrschen und Komplikationen zu verhüten und nicht darin, die Wunde zur Abheilung zu bringen.

Wichtig ist, in üblicher Weise diagnostisch vorzugehen und zunächst einmal eine korrekte Arbeitshypothese aufzustellen, ehe man mit der Behandlung beginnt. Grundlage ist die ausführliche Erhebung der Anamnese: Wie lange hat ein Geschwür schon bestanden? Gab es früher bereits Geschwüre? Haben Traumata stattgefunden? Kommen in der Familie gehäuft Geschwüre vor? Wie hat sich ein Geschwür entwickelt (Lokalisation, Schmerzhaftigkeit, Gerüche, Sekretionen oder Ausflüsse)? Wie ist die Temperatur der betroffenen Extremität? Bestehen relevante Grunderkrankungen, z. B. Diabetes mellitus, periphere arterielle Verschlusskrankheit (PAVK), koronare Herzkrankheit, zerebrovaskuläre Insuffizienz, Neuropathie, Bindegewebserkrankungen wie z. B. rheumatoide Arthritis, chronische venöse Insuffizienz, tiefe Venenthrombose? Sind Operationen an Venen und Arterien vorausgegangen? Ist der Patient Raucher? Wie ist die laufende Medikation? Sind Medikamenten- und Pflasterallergien bekannt? Darüber hinaus müssen geeignete klinische und apparative Untersuchungen durchgeführt werden.

Tab. 1.1 Ursachen von chronischen Wunden

- vaskulär (venös, arteriell, lymphatisch, Vaskulitis)
- neuropathisch (z. B. bei Diabetes, Spina bifida, Lepra)
- metabolisch (Diabetes, Gicht)
- Bindegewebserkrankungen (rheumatoide Arthritis, Sklerodermie, systemischer Lupus erythematodes)
- Pyoderma gangraenosum (oft Anzeichen für Systemerkrankung)
- hämatologische Erkrankung (der Erythrozyten: z. B. Sichelzellanämie; der Leukozyten, z. B. Leukämie, der Thrombozyten, z. B. Thrombozytose)
- Dysproteinämien (z. B. Kryoglobulinämie, Amyloidose)
- Immundefekte (z. B. HIV, Immunsuppressiva-Behandlung)
- neoplastisch (z. B. Basaliom, Spinaliom, Metastasen)
- Panniculitis (z. B. Necrobiosis lipoidica)
- traumatisch (z. B. Dekubitalgeschwür, Strahlenulkus)
- iatrogen (z. B. als Medikamenten-Nebenwirkung)
- faktitiell (z. B. Selbstverletzung, „Dermatitis artefacta")
- andere (z. B. Sarkoidose)

* (J. E. Grey, S. Enoch, K. G. Harding. Wound assessment. BMJ 2006; 332: 285–288)

1

Tab. 1.2 Einige Komplikationen chronischer Wunden

• Unterhöhlung • Fistelung • unerkannte Malignität • maligne Entartung am Geschwürsgrund • Osteomyelitis • Kontrakturen und Deformierungen der beteiligten Gelenke • systemische Amyloidose • heterotope Verkalkungen • Besiedelung mit multiresistenten Keimen, Antibiotika-Resistenz • Anämie • Sepsis

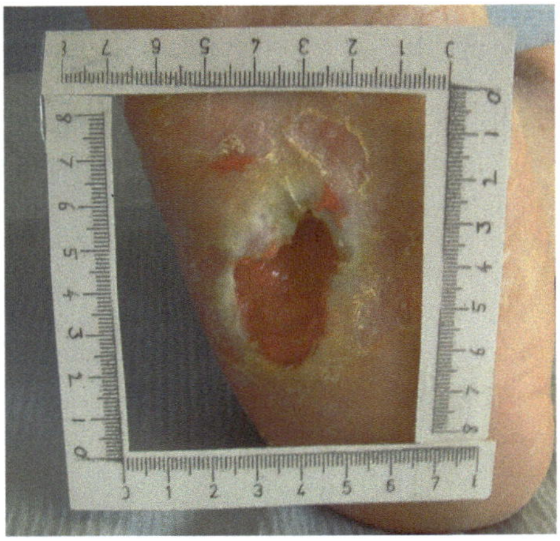

Abb. 1.1 Wunden können tiefer reichen, als nur durch die Haut; eine genaue Untersuchung und Beurteilung sind essentiell für die Behandlung

Tab. 1.3 Lokale und systemische Faktoren, die die Wundheilung beeinträchtigen

lokale Faktoren	systemische Faktoren
• schlechte Durchblutung • erhöhte Hautspannung • chirurgisch schlecht adaptierte Wundränder • Wunddehiszenz • schlechter venöser Abfluss • Fremdkörper (-reaktionen) • dauernde Anwesenheit von Mikroorganismen • Infektion • exzessive Bewegung, z. B. über einem Gelenk	• hohes Alter, allgemeine Immobilität • Rauchen • Malnutrition • Mangel an Vitaminen und Spurenelementen • maligne Grunderkrankung, Terminalstadium • jede Art von Kreislaufschock • Chemotherapie, Bestrahlungstherapie • Immunsuppressiva, Kortikosteriode, Antikoagulanzien • angeborene Leukozytenfunktionsstörung • gestörte Makrophagenaktivität (Malakoplakia)

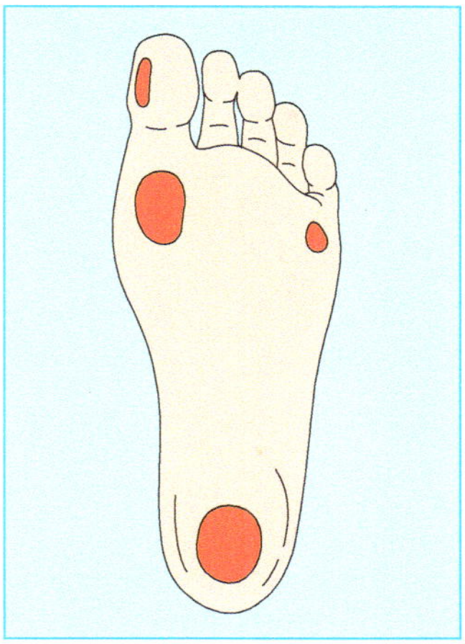

Abb. 1.2 Regionen mit abnormer Druckverteilung am diabetischen Fuß. Plantargeschwüre finden sich am häufigsten unter dem Groß- und dem Kleinzehengrundgelenk sowie an der Ferse

Wie man eine Wunde beurteilt

Die Größe der Wunde

Schon bei der ersten Vorstellung – und danach wiederholt in regelmäßigen Abständen – sollte die Größe der Wunde überprüft werden. Dazu wird eine gerasterte, durchsichtige, sterile Plastikfolie auf die Wunde gelegt und der Wundumriss mit einem Stift abgezeichnet. Aus dieser Zeichnung kann die Wundfläche bestimmt werden, z. B. indem bei annähernd kreisförmigen Wunden der Längsdurchmesser mit dem längsten Querdurchmesser multipliziert wird. Ist der Umriss einer Wunde unregelmäßig gestaltet, addiert man die Anzahl der Karos, die sich innerhalb des Umrisses befinden. Dieses Messverfahren ist einfach, aber nicht sehr genau; bei gekrümmten und spitz zulaufenden Körperteilen bzw. in Abhängigkeit von der Lage des Patienten schwankt die Präzision u. U. stark. Dennoch ermöglicht dieses Vorgehen, Fortschritte im Verlauf der Wundheilung zu messen.

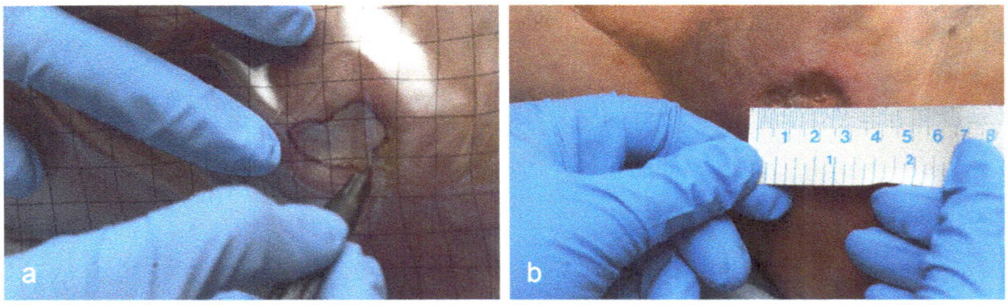

Abb. 1.3 a, b Abzeichnen des Wundrandes auf steriler Folie (a), Ausmessen einer Wunde (b)

Der Wundrand

Die Beurteilung des Wundrandes kann Erkenntnisse zu Entstehungsursache und -verlauf beitragen, ist aber diagnostisch nicht entscheidend. Schräg abgeflachte Wundränder sind typisch für venöse Geschwüre, wohingegen arterielle Geschwüre oft scharf begrenzt/demarkiert sind, mit Wundrändern, die wie ausgestanzt wirken.

Vorgewölbte bzw. eingerollte Wundränder sind dagegen Malignom-verdächtig; jede verdächtige Wunde sollte biopsiert werden.

Tab. 1.4 Charakteristische Wundränder

Wundrand	Art des Geschwürs
schräg abgeflacht	venöses Geschwür
ausgestanzt	arterielles Geschwür
eingerollt	Basaliom
vorgewölbt	Spinaliom
unterminiert	Tuberkulose, Syphilis
purpurrot	Vaskulitis (wie z. B. Pyoderma gangraenosum)

Die Lokalisation der Wunde

An welcher Stelle des Körpers sich eine Wunde befindet, kann für die Diagnose von Bedeutung sein. Diabetische Fußgeschwüre befinden sich z. B. oft im Bereich abnormer Druckbelastung bei krankhaft veränderter Fußarchitektur. Venöse Geschwüre hingegen sind oft in der so genannten Gamaschenregion kurz oberhalb der Knöchel lokalisiert. Bei nicht heilenden Geschwüren, die eventuell an ungewöhnlichen Stellen lokalisiert sind sollte stets an ein Malignom gedacht werden!

Tab. 1.5 Laboruntersuchungen vor Beginn einer Wundbehandlung

Hämoglobin	Anämie kann Heilung behindern
Leukozyten	Infektion
Thrombozyten	Thrombozytopenie
BSG, CRP	unspezifische Indikatoren für Infektion und Entzündung, nützlich zur Diagnose und Behandlungskontrolle bei infektiöser oder entzündlicher Ulzeration
Kreatinin und Harnstoff	hoher Harnstoff behindert Wundheilung, Nierenfunktion muss bei Antibiotika-Dosierung beachtet werden
Albumin	Eiweißmangel behindert Wundheilung
Blutzucker, HbA_{1c}	Diabetes mellitus
Indikatoren für Autoimmunerkrankungen (z. B. Rheuma-Faktor, ANA, Lupus-Anti-Koagulanz)	Hinweise auf rheumatoide Arthritis, SLE, Bindegewebserkrankungen
Kryoglobuline, Kryofibrinogen, Prothrombinzeit, PTT	hämatologische Erkrankungen
Antithrombin III, Protein C, Protein S, Faktor-V-Leiden	Gerinnungsstörungen, Thrombosen
Hämoglobin-Analyse	Sichelzellanämie, Thalassämie
HIV-Status	Kaposi-Sarkom
Urin-/Serumelektrophorese	Myelom
Urinstatus	bei Bindegewebserkrankungen
Wundabstrich	nicht routinemäßig, alle Geschwüre sind besiedelt (Abstrich nur bei Infektzeichen)

Der Wundgrund

Gesundes Granulationsgewebe sieht rosig aus und zeigt an, dass eine gute Heilungstendenz besteht. Gestörtes, pathologisches Granulationsgewebe ist dunkelrot, blutet oft bei Berührung und kann eine Wundinfektion anzeigen. Von solchen Wunden sollte man einen Abstrich machen, um gezielt entsprechend dem mikrobiologischen Befund antibiotisch behandeln zu können. Überschießende Granulation bei einer nicht heilenden Wunde kann Anzeichen einer Infektion sein; das überschießende Granulationsgewebe kann mit einfachen Verätzungs-Methoden beseitigt werden, z. B. durch Auftragen von Silbernitrat oder Kortison-Präparaten, wodurch allerdings die Ursachen der überschießenden Granulation nicht beseitigt werden.

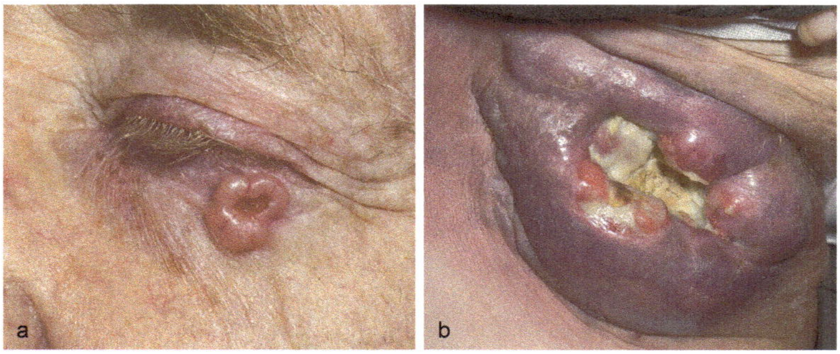

Abb. 1.4 a, b Basaliom mit eingerolltem Wundrand (a). Leistenulzeration beim Lymphom (b)

Tab. 1.6 Lokalisierung bestimmter Geschwüre

Lokalisierung	Art des Geschwürs
unmittelbar oberhalb der Knöchel	venöses Ulkus
Kreuzbein, Trochanter majus, Ferse	Dekubital-Ulkus
Fußrücken	arterielles oder vaskulitisches Ulkus
Schienbein	Necrobiosis lipoidica
Außenknöchel	venös, arteriell oder Dekubitus, auch Hydroxyurea-induziertes Ulkus
Unter- und Außenseite von Füßen und Zehen	„diabetische" Ulzera
Sonnenlicht-exponierte Hautpartien	Basaliom, Spinaliom

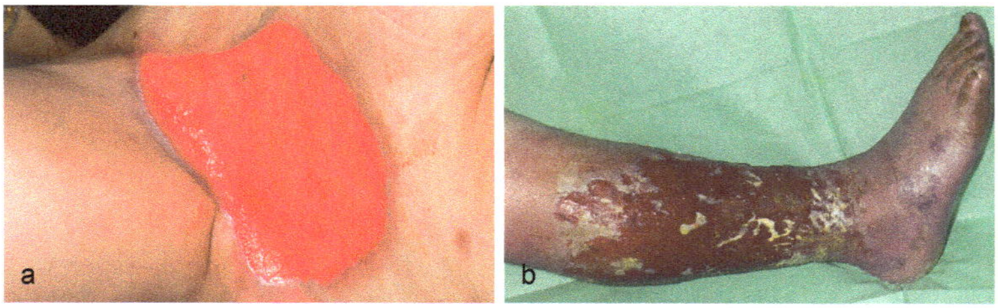

Abb. 1.5 a, b Gesundes Granulationsgewebe in einer chirurgischen Wunde nach Exzision eines Schweißdrüsenabszesses (a). Pathologisches Granulationsgewebe in einem venösen Beingeschwür (b)

Chronische Wunden sind oft mit schmierigen, gelblichen Fibrinbelägen überzogen. Diese Beläge, die nicht durchblutet sind, verhindern die Heilung und müssen entfernt werden, z. B. scharf mit Pinzette und Skalpell (Débridement, Wundreinigung) „auf der Bettkante". Die Beschaffenheit des Wundgrundes kann Aufschluss über Heilungsverlauf, Heilungsdauer und Komplikationen geben. Sollte z. B. Knochengewebe am Wundgrund zu sehen sein, kann dies ein Hinweis auf eine Osteomyelitis sein, die eine Heilungsverzögerung bzw. ein Nichtheilen der Wunde zur Folge haben kann.

Nekrotisches Gewebe, Detritus und Schorf

Der Wundgrund kann nekrotisches, abgestorbenes Gewebe enthalten, das nicht ausreichend durchblutet wird. Er kann auch mit gelblich-weißen, schmierigen Belägen bedeckt sein, die aus abgestoßenen Zellen (Detritus) bestehen. Unter Umständen ist der Wundgrund verschorft, d. h. mit einer Kruste aus getrocknetem, schwarzem, harten und abgestorbenen Haut-Gewebe überzogen. Derart veränderte Gewebe stören die Wundheilung. Nekrosen oder Detritus kann man mengenmäßig einteilen als sehr ausgeprägt (+++), mäßig (++) oder gering (+) ausgeprägt bzw. abwesend (–).

Nekrotisches Gewebe kann Krankheitskeime beherbergen; wird es entfernt, können Infektionen verhindert werden. Nekrosen und Wundbeläge sollten mit Pinzette und Skalpell abgetragen werden, damit der Wundgrund ungestört beurteilt werden und der Heilungsprozess unbeeinträchtig ablaufen kann. Verschorfte Hautanteile haften oft ziemlich fest am Wundgrund, eine Abtragung mit dem Skalpell kann aufwändig sein. Bei der Wundversorgung können auch andere Wundreinigungsverfahren zur Anwendung kommen.

Tab. 1.7 Verfahren der Wundreinigung

scharf	am Bett, mit dem scharfen Löffel (Kürette) oder Pinzette und Skalpell
chirurgisch	im Operationssaal
autolytisch	mittels geeigneter Verbände, zur Erleichterung der körpereigenen Wundreinigung
biologisch	Maden-(= Schmeißfliegenlarven)Behandlung
enzymatisch	mittels Papaya oder Bananenschale, wird in Entwicklungsländern angewandt, ansonsten eher selten
mechanisch	durch vorsichtiges Abreißen angetrockneter, zuvor mit Kochsalzlösung befeuchteter Verbände (nicht sehr verbreitet in Großbritannien)

Wundtiefe

Zur Messung der Tiefe einer Wunde gibt es keine präzisen Techniken, die leicht anwendbar bzw. in der täglichen Routine verbreitet wären. Trotzdem sollte man nicht versäumen, die größte Tiefe einer Wunde zumindest zu schätzen, da dies für die Beurteilung des Heilungsverlaufs wichtig ist. Eventuell unterminierte Wundränder müssen mit dem Finger ausgetastet oder mit einer Sonde überprüft werden; die Tiefe und mögliche Fistelgänge sowie Sekretverhalte müssen festgestellt werden. Unterminierte Wundränder und Sekrethöhlen sollten in geeigneter Weise austamponiert werden, um die Wundheilung zu fördern. Wundhöhlungen und unterminierte Wunden mit engen Öffnungen, die schlecht zu versorgen sind, können bei bettlägerigen Patienten am Bett eröffnet werden, um den Abfluss von Sekret zu fördern und den Verbandswechsel zu erleichtern. Eine Wunde mit vielen Höhlungen und Fisteln sollte einem Spezialisten vorgestellt werden, denn in diesem Fall ist ein chirurgischer Eingriff angezeigt.

Die umgebende Haut

Eine Phlegmone im Bereich einer Wunde sollte mit systemisch verabreichten Antibiotika behandelt werden. Ekzematöse Hautveränderungen können mit topischen Steroiden therapiert werden. Mazeration in der Umgebung einer Wunde ist meist darauf zurückzuführen, dass das Wundsekret nicht richtig abfließt bzw. vom durchnässten Verband nicht mehr aufgenommen wird. Hier sind häufigere Verbandswechsel oder andere (z. B. saugfähigere) Verbandsstoffe angezeigt. Hyperkeratosen, die sich um ein neuropathisches Fußgeschwür herum bilden und dieses sogar überwuchern können, z. B. bei Patienten mit Diabetes, müssen abgetragen werden, um a) die Wunde richtig inspizieren zu können, b) einen möglichen Infektherd zu beseitigen und c) die Umgebung der Wunde von erhöhten Druckbelastungen (durch die Hautverdickung) zu befreien. Dies kann am Bett gemacht werden. Hyperkeratosen nahe einem neuropathischen Druckgeschwür sind immer auch ein Hinweis darauf, dass das Geschwür nicht vollständig druckentlastet worden ist.

Knochen am Grund einer Wunde kann bedeuten, dass die Heilung sich verzögert, möglicherweise aufgrund einer Osteomyelitis.

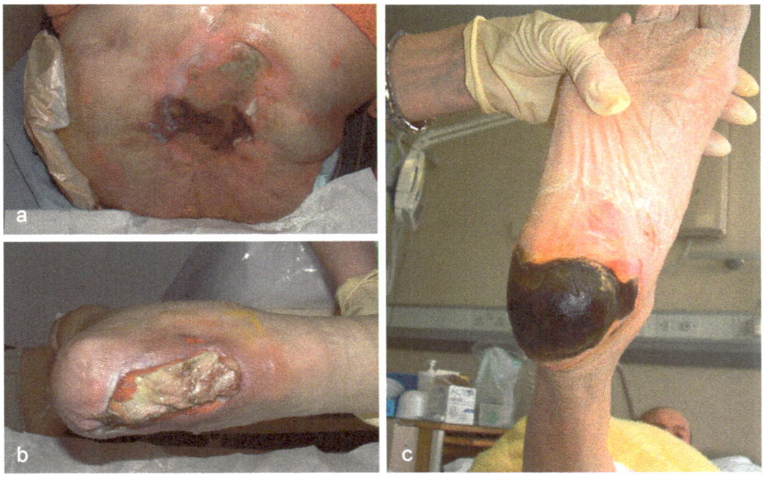

Abb. 1.6 a–c Nekrotisches Gewebe (schwarz) in einem Druckgeschwür (a). Detritus am Grund eines Druckgeschwürs (b). Trockene nekrotische Haut (Eschar) bei Fersendekubitus (c)

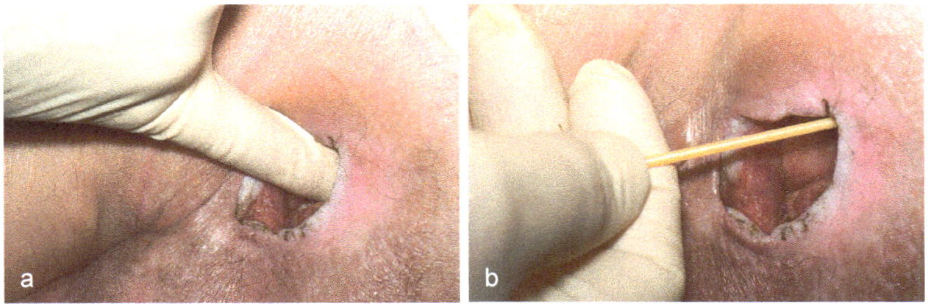

Abb. 1.7 a, b Digitale Untersuchung einer Wunde (a). Untersuchung einer Wunde mit einer Sonde (b)

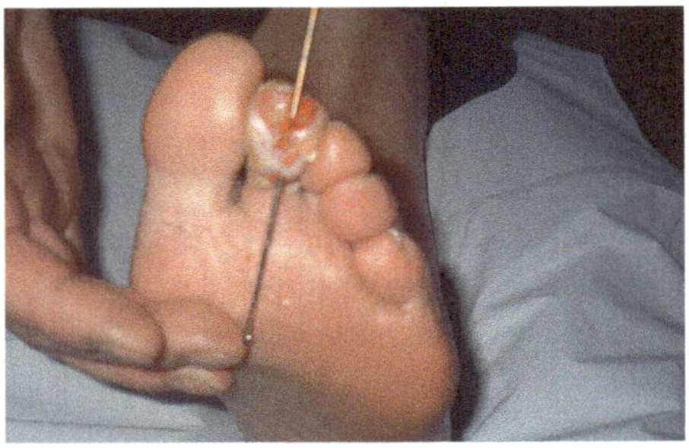

Abb. 1.8 Fistelgang bei einem diabetischen Fußulkus

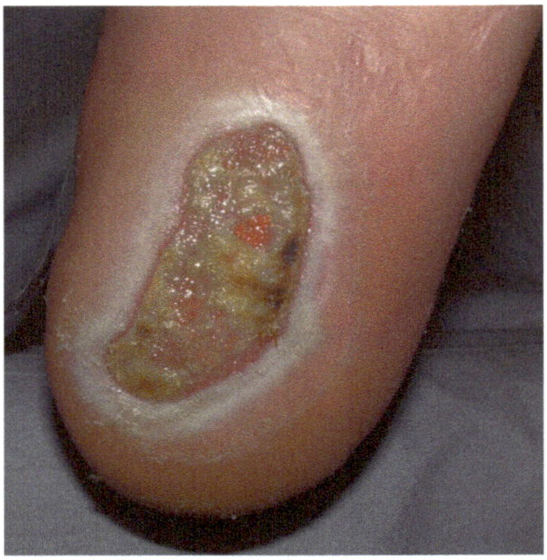

Abb. 1.9 Hautmazeration in der Umgebung eines diabetischen Fußgeschwürs

Infektionen

Alle offenen Wunden sind bakteriell besiedelt/kontaminiert. Mikrobiologische Untersuchungen sind erst indiziert, wenn klinische Zeichen einer Infektion bestehen oder wenn dies aus Gründen der Infektionsüberwachung (z. B. bei MRSA) erforderlich ist. Die klassischen Infektionszeichen sind Überwärmung, Rötung, Schwellung und Schmerzen (können bei Immunsuppression fehlen!). Weitere Zeichen der Wundinfektion sind verstärkte Sekretion, verzögerte Heilung, Blutung bei Berührung, übler Geruch und pathologisches Granulationsgewebe. Der Einsatz von Antibiotika sollte sich an den mikrobiologischen Untersuchungsbefunden sowie Resistenzbestimmungen orientieren.

Schmerzen

Schmerzen sind charakteristisch für viele heilende und nicht heilende Wunden. Schmerz kann durch Schmerzreize (nozizeptive Stimuli) hervorgerufen werden, aber auch durch neuropathische Stimuli. Intermittierender Schmerz entsteht häufig beim Verbandswechsel durch das Entfernen von alten und das Anlegen von neuen Verbänden; oft ist daher die Gabe von Analgetika kurz vor dem Verbandswechsel nötig. Permanenter Schmerz ist häufig die Folge bestimmter Grundkrankheiten, wie z. B. bei arterieller Durchblutungsstörung, Neuropathie, Gewebsödem, chronischem Gewebeschaden (z. B. Lipodermatosklerose), Infektionen oder pathologischen Vernarbungen (z. B. Atrophie blanche). Ursache und Art der Schmerzen müssen identifiziert und richtig behandelt werden. Bei unbeherrschbaren Schmerzen sollte man die Überweisung an eine Schmerzambulanz in Betracht ziehen.

Nicht heilende Wunden

Traditionell werden nicht heilende Wunden dadurch definiert, dass sie nicht den normalen Heilungsverlauf zeigen und ungewöhnlich lange offen sind. Manchmal scheint es, als ob Vernachlässigung, falsche Behandlung, Unfähigkeit oder Fehldiagnosen verhinderten, dass solche Wunden abheilen. Es gibt jedoch Wunden, die hartnäckig allen Behandlungsbemühungen widerstehen; in solchen Fällen sollte u. U. nicht die Wundheilung, sondern ein alternatives Behandlungsziel angestrebt werden. Maßnahmen zur Verbesserung der Lebensqualität sind in solchen Fällen von großer Bedeutung.

Lebensqualität

Studien haben gezeigt, dass die Lebensqualität von Patienten mit chronischen, nicht heilenden Wunden vermindert ist. Sie wird beeinträchtigt durch die Störung des Tagesablaufs wegen häufiger und regelmäßiger Verbandswechsel, andauernde Müdigkeit infolge von Schlafmangel, Einschränkung der Bewegungsfähigkeit, Schmerzen, üble Gerüche, Wundinfektionen sowie durch die physischen und psychischen Folgen der vielen Medikamente, die zur Behandlung nötig sind. Der Abbau der körperlichen Funktionen und der damit verbundene Verlust der Autonomie kann zu – manchmal schleichenden – Veränderungen der Befindlichkeit und des allgemeinen Gesundheitszustands führen, d. h. zu Störungen der Essgewohnheiten, Depressionen, sozialer Isolation/Vereinsamung sowie zu einer allmählichen Abnahme des Aktivitäts-Niveaus. Viele Patienten mit nicht heilenden Wunden klagen auch über emotionale Schwierigkeiten, Geldsorgen, körperliche Gebrechlichkeit und Beeinträchtigungen bei Alltagstätigkeiten, Freundschaften oder der Freizeitgestaltung.

Nicht immer hat die Lebensqualität tatsächlich mit der Wundheilung zu tun. In manchen Fällen aber ist von vornherein klar, dass eine Wunde nicht heilen wird. Dann steht die Verbesserung der Lebensqualität als Behandlungsziel im Vordergrund, z. B. durch eine Verminderung der Geruchsbelästigung, der Schmerzen und des Wundsekrets. Ein optimales Wund-Management kann dann darin bestehen, mit möglichst seltenen Verbandswechseln auszukommen und so die Lebensqualität zu verbessern. In seltenen Fällen kann eine auf den ersten Blick drastisch erscheinende Maßnahme wie z. B. eine Amputation bei einem Patienten mit chronischen Beingeschwüren die Lebensqualität verbessern, wenn diese durch die Nicht-Heilung der Geschwüre und die Komplikationen auf schwerste beeinträchtigt ist.

Tab. 1.8 Wundsekret

- Wundsekret kann serös, blutig-serös oder blutig sein.
- Das Ausmaß der Sekretion wird üblicherweise als stark (+++, Verband ist durchgenässt), mittel (++, Verband ist feucht) oder gering (+, Verband ist trocken) bezeichnet.
- Starke Wundsekretion beruht oft auf Wundinfektion oder auf Ödembildung im Bereich der Wunde; in beiden Fällen ist die Wundheilung erschwert.
- Die Sekretion sollte unter Beachtung ihrer Stärke und einer eventuellen Infektion durch geeignete Verbände kontrolliert werden.
- Das Abkleben der Haut mit geeigneter Plastikfolie kann die Umgebung einer Wunde vor weiterer Mazeration schützen (s. Kap. 9).
- Im Sitzen sollte der Patient ein ödematöses Bein hochlegen.

1

Übler Wundgeruch kann durch Infektion bzw. nekrotisches Gewebe bedingt sein. Infektionen sollten mit Antibiotika behandelt werden. Die Entfernung von nekrotischem Gewebe beseitigt den dadurch hervorgerufenen Gestank; man kann in solchen Fällen auch Verbände anlegen, die mit Antiseptika oder mit Aktivkohle präpariert sind. Letzteres hilft auch bei Gestank, der von malignen Wunden ausgeht, die mykotisch infiziert sind. Unter diesen Umständen kann auch die lokale Anwendung von Metronidazol hilfreich sein, oder die Anwendung von Fliegen-Maden zum Débridieren.

Tab. 1.9 Klinische Anzeichen einer gestörten Wundheilung

- gesundes Granulationsgewebe fehlt
- nekrotisches bzw. pathologisches Gewebe am Wundgrund
- starke Sekretbildung und Bildung von schmierigen Belägen
- schlechte Durchblutung
- mangelnde Re-Epithelisierung
- rezidivierende oder dauernde Schmerzen
- rezidivierende Nahtinsuffizienz
- klinische oder subklinische Infektion

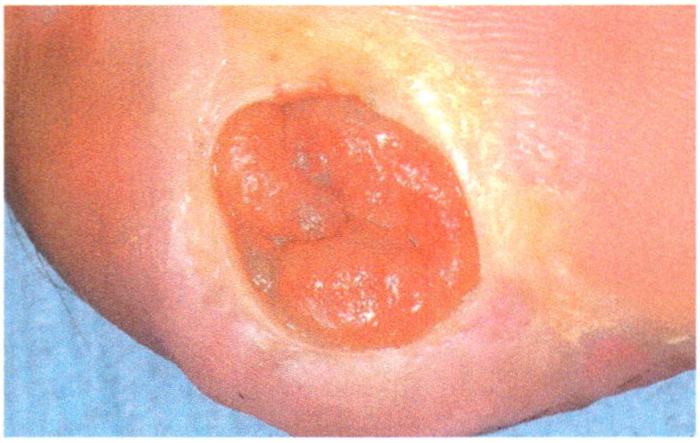

Abb. 1.10 Überschießende Granulation kann ein Hinweis auf eine Infektion sein

Literatur

Falanga V, Phillips TJ, Harding KG, Moy RL, Peerson LJ, eds. Text atlas of wound management. London: Martin Dunitz, 2000.
Izadi K, Ganchi P. Chronic wounds. Clin Plast Surg 2005; 32: 209–22.
Lazarus GS, Cooper DM, Knighton DR, Margolis DJ, Pecoraro RE, Rodeheaver G, et al. Definitions and guidelines for assessment of wounds and evaluation of healing. Arch Dermatol 1994; 130: 489–93.

Interessenkonflikte

Die Abteilung von Keith G. Harding erhält von vielen kommerziellen Firmen finanzielle Zuwendungen für Forschung, Ausbildung und Beratertätigkeit, ohne die Produkte einer Firma mehr zu begünstigen als die einer anderen Firma.

KAPITEL

2

Joseph E. Grey, Stuart Enoch, Keith G. Harding*

Venöse und arterielle Beingeschwüre

Venöse Geschwüre

Venöse Beingeschwüre entstehen durch anhaltend erhöhten Blutdruck in den Venen infolge einer chronischen venösen Insuffizienz. Im gesunden Venensystem sinkt der Druck bei Beinbewegungen durch die Anspannung der so genannten Muskelpumpe der Wadenmuskulatur. Wird die Wadenmuskulatur entspannt, verhindern die Venenklappen in den Perforansvenen, welche das tiefe mit dem oberflächlichen Venensystem verbinden, dass das Blut, infolge der Wirkung der Schwerkraft, in den Venen versackt; der Druck in beiden Systemen steigt dann nicht. Wenn hingegen die Venenklappen insuffizient sind und nicht mehr richtig schließen (Krampfadern/Varizen), steigt der Blutdruck in den Beinvenen.

Etwa 20% der Bevölkerung in Europa und den USA haben Krampfadern; etwa 0,2% der Bevölkerung entwickeln daraufhin ein venöses Beingeschwür. In 40% bis 50% der Fälle sind diese Geschwüre durch eine Insuffizienz der oberflächlichen Venen und/oder der Perforansvenen bedingt und das tiefe Venensystem ist (noch) intakt.

Es gibt eine Reihe von Risikofaktoren, die die Entwicklung von venösen Geschwüren begünstigen. Etwa 70% der Menschen mit solchen Risikofaktoren bekommen wiederholt Beingeschwüre. Vielfach sind venöse Beingeschwüre schmerzhaft, daher gehören schmerzstillende Maßnahmen und eine entsprechende Beratung zum Behandlungskonzept dazu.

Untersuchung

Etwa 90% aller venösen Beingeschwüre sind in der unteren Hälfte des Unterschenkels lokalisiert, in der so genannten „Gamaschen"-Region nahe den Knöcheln. Die Ulzerationen können fleckförmig begrenzt sein oder den gesamten Umfang des Unterschenkels bedecken. Der Geschwürsgrund ist oft sowohl mit Granulationsgewebe als auch mit Fibrinbelägen bedeckt und umgeben von unregelmäßig konfigurierten, flach abgeschrägten Wundrändern. Geschwüre in der oberen Hälfte des Unterschenkels sind meist keine venösen Geschwüre sondern haben andere Ursachen.

Ein eindrückbares Ödem kann als Begleiterscheinung eines venösen Geschwürs entstehen oder ihm vorausgehen. Es ist oft abends (nach einem Tag auf den Beinen) stärker ausgeprägt als morgens (nach einer Nacht im Liegen).

Erythrozyten können aus den gestauten Venen in die Haut einwandern und dort von Makrophagen „gefressen" werden; die so entstandenen Hämosiderineinschlüsse stimulieren die Melaninproduktion und bewirken eine braune Pigmentierung der Haut. Bei lange bestehender venöser Insuffizienz bildet sich die so genannte Lipodermatosklerose. Darunter versteht man die Verhärtung und Fibrosierung der Haut und des Subkutangewebes (ohne Ödembildung). Die Haut atrophiert, verliert Schweißdrüsen und Haarfollikel und entwickelt Pigmentstörungen (Hyper- oder Hypopigmentierung). Eine schwere Lipodermatosklerose kann zur so genannten „Atrophie blanche" führen, d.h. zu weißen fibrotischen Flecken mit mangelhafter Durchblutung. Lipodermatosklerose kann gelegentlich auch einem venösen Geschwür vorausgehen. Als Folge einer Lipoder-

* (J. E. Grey, S. Enoch, K. G. Harding. Venous and arterial leg ulcers. BMJ 2006; 332: 347–350)

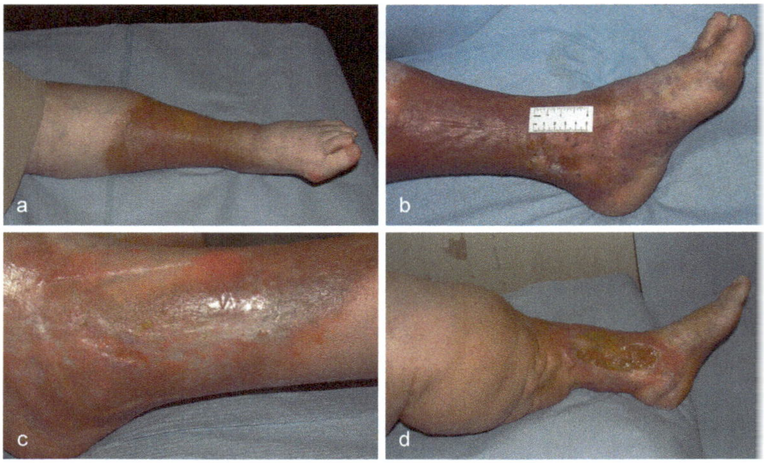

Abb. 2.1 a–d Hämosiderinablagerung in der Haut bei einem venösen Beingeschwür (a); Lipodermatosklerose (b); venöses Beingeschwür inmitten von Atrophie blanche (c); venöses Beingeschwür mit schwerer „Sektflaschen"-Deformierung des Beines (d)

matosklerose entwickelt sich oft eine holzartige Verhärtung, die schlimmstenfalls das Bein so verändern kann dass es aussieht wie eine umgekehrte Sektflasche. Ein venöses Ekzem (Erythem, schuppend, nässend, juckend) kommt ebenfalls oft vor und darf nicht mit einer Phlegmone verwechselt werden.

Tab. 2.1 Risikofaktoren für venöse Geschwüre

Direkte Risikofaktoren
• Krampfadern • tiefe Beinvenenthrombose • chronische venöse Insuffizienz • schlechte Funktion der Wadenmuskeln • arteriovenöse Fistel • Übergewicht • frühere Beinfraktur
Indirekte Risikofaktoren
• alle bekannten Risikofaktoren für tiefe Beinvenenthrombosen, z. B. Protein-C-, Protein-S-, und Antithrombin-III-Mangel • positive Familienanamnese für Krampfadern • möglicherweise ein minimales Trauma in der Vorgeschichte

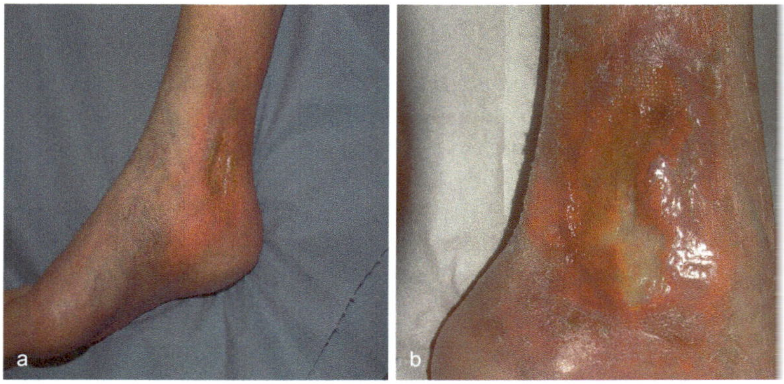

Abb. 2.2 a, b Typisches venöses Geschwür am Innenknöchel (a); venöses Geschwür am Knöchel, Wundgrund mit Fibrin belegt (b)

Venöses Ekzem	Phlegmone
rot, warm, druckempfindlich	rot, warm, druckempfindlich
normalerweise chronisch	bildet sich schleichend (normalerweise in 24–72 Std.)
diffus und schlecht abgegrenzt	normalerweise gut abgegrenzt
gesteigerte Sekretion	Keine gesteigerte Sekretion
Juckreiz	kein Juckreiz
schuppig	nicht schuppig
lokale Behandlung mit Steroiden	systemische Behandlung mit Antibiotika

Tab. 2.2 Unterscheidung von venösem Ekzem und Phlegmone

Behandlung

Das Kernstück der Behandlung venöser Beingeschwüre ist die Kompression (s. a. Kap. 12). Eine abgestufte Kompression mit der größten Druckerzeugung (ca. 40 mmHg) kurz oberhalb der Knöchel und geringerem Druck (ca. 18 mmHg) unterhalb des Knies erhöht den hydrostatischen Druck im Bein und reduziert zugleich den Druck im oberflächlichen Venensystem. Eine Reihe verschiedener Kompressionsbandagen ist in Gebrauch, darunter einschichtige und mehrschichtige elastische Binden, kurze Stretch-Bandagen und elastische Schlauchbandagen (z. B. Tubigrip® Stützbandagen).

Einer aktuellen Studie zufolge kann es als erwiesen angesehen werden, dass die Heilungsrate von venösen Beingeschwüren weniger vom Typ der Wundauflage (z. B. Hydrokolloid, Alginat, Hydrogel, Schaumstoff) unter dem Kompressionsstrumpf abhängt, als vielmehr vom Tragen des Kompressionsstrumpfes (S. Palfreyman et al., 2007; Anm. d. Übers).

Auch pneumatische Apparate zur Kompressionsbehandlung (z. B. Flowtron Hydroven®) sind zur Förderung der Abheilung venöser Geschwüre eingesetzt worden, besonders bei starker Ödembildung.

Patienten müssen darauf hingewiesen werden, dass sie bei Nebenwirkungen (Taubheit, Stechen, Schmerzen, Verfärbung der Zehen) die Kompression entfernen und ärztliche Hilfe aufsuchen sollten.

Avitales Gewebe kann (auch in der Hausarztpraxis) „scharf" abgetragen werden; diese Maßnahme kann das Abheilen venöser Geschwüre beschleunigen. Üblicherweise versucht man, Rezidive von Geschwüren dadurch zu vermeiden, dass man die Krampfadern chirurgisch „korrigiert". Eine Shave-Therapie (d. h. die Ausschneidung des gesamten Geschwürs) mit anschließender Hauttransplantation oder die primäre Hauttransplantation können helfen, wenn andere Behandlungsversuche fehlgeschlagen sind. (vgl. Literaturanhang Kap. 13: Jones JE, Nelson EA, 2007; Anm. d. Übers.).

Venöse Geschwüre infizieren sich leicht (s. Kap. 10, Zeichen einer Infektion und wie sie erkannt werden). Die häufigsten Erreger sind Staphylococcus aureus, Pseudomonas aeruginosa sowie β-hämolysierende Streptokokken. Diese sollten anfänglich empirisch mit Breitspektrum-Antibiotika angegangen werden (Penizillinderivate, Makrolide, Chinolone – in Deutschland werden Chinolone wegen der Gefahr der Resistenzbildung bei Staphylokokken nicht zur ungezielten Initialbehandlung empfohlen; Anm. d. Übers.). Nach Erhalt des Abstrichergebnisses sollte gemäß Erreger und Resistenz gezielt für etwa zwei Wochen weiter therapiert werden. Antibiotika sollten nicht lokal angewandt werden wegen des Risikos der Resistenzentwicklung und der Bildung einer Kontaktdermatitis. Ein Begleitekzem kann sich sekundär infizieren und ebenfalls systemischer Antibiotikatherapie bedürfen.

Nachdem ein venöses Geschwür abgeheilt ist, müssen die Patienten dringend einige einfache Ratschläge zur Rezidivprophylaxe erhalten, z. B. Kompressionsstümpfe zu tragen, eine geeignete Hautpflege zu betreiben, das Bein hoch zu lagern, die Wadenmuskulatur zu betätigen und eine geeignete Diät zu befolgen. Die jährliche Rezidivrate von venösen Geschwüren wird mit 20% angegeben; sie hängt sehr davon ab, ob die Patienten diese

Ratschläge zuverlässig befolgen. Die Teilnahme an einem örtlichen „Bein-Club" kann helfen, die Rezidivrate zu senken (in Großbritannien: www.legclub.org; in Deutschland existiert keine entsprechende Website; Anm. d. Übers.).

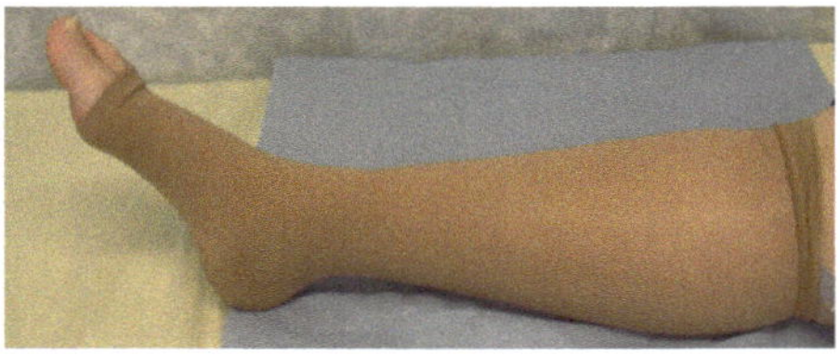

Abb. 2.3 Kompressionsstrumpf

Arterielle Geschwüre

Arterielle Geschwüre beruhen auf einer verminderten arteriellen Durchblutung des Beines. Die häufigste Grunderkrankung ist die Atherosklerose der großen und mittleren Arterien. Zu den weiteren Ursachen zählen Diabetes mellitus, Thrombangitis obliterans, Vaskulitis, Pyoderma gangraenosum sowie Thalassämie und Sichelzellanämie, u. a. wegen der Prädisposition zur Bildung von Atheromen. Weiterer Schaden am arteriellen Gefäßsystem entsteht durch die Bluthochdruckkrankheit und die dadurch bedingte Schädigung der Gefäßintima. Verminderte arterielle Blutversorgung führt zum Sauerstoffmangel des Gewebes und Gewebeschäden. Thrombotische und embolische Ereignisse können ebenfalls zur Gewebeschädigung und damit zur Geschwürbildung beitragen.

In den USA wird häufig „Unna's boot", ein Zinkleimverband mit feuchtem Zinkoxid, angewandt; er ist von den Zehen bis zum Knie mit elastischen Bandagen gewickelt. Darunter kann sich jedoch eine Kontaktdermatitis entwickeln, bei stark sezernierenden Geschwüren kann das Sekret nicht abfließen.

Tab. 2.3 Zur Auswahl der Wundauflage

- Die Wundauflage wird gemäß der Art des Geschwürs ausgewählt (s. Kap. 9).
- Das Bein sollte stets hochgelagert werden, wenn der Patient sitzt.
- Die Patienten sollten dazu aufgefordert werden, aktiv zu bleiben (vorausgesetzt, sie tragen ein Kompressions-System).

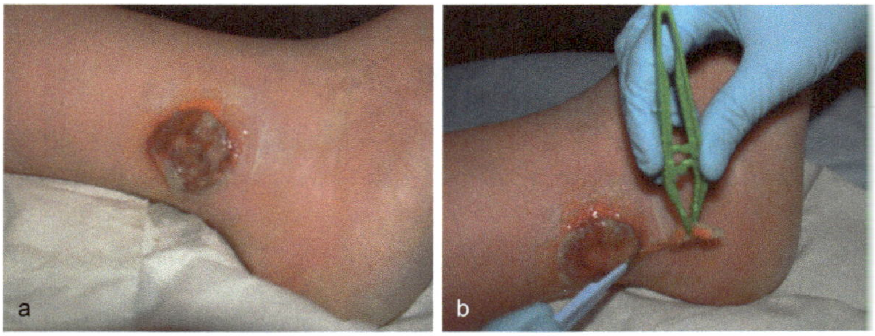

Abb. 2.4 a, b Schlimmes venöses Beingeschwür vor Débridement (a). Scharfes Débridement eines Beingeschwürs (b)

Tab. 2.4 Kompressionsstrümpfe

Kompressionsklasse	Druck am Knöchel (mmHg)	Indikation
I	14–17	gering ausgeprägte Kampfadern
II	18–24	zur Rezidivprophylaxe von venösen Geschwüren bei schlanken Beinen, bei geringem Ödem
III	25–35	chronische venöse Insuffizienz mit Ödem, dicke schwere Beine

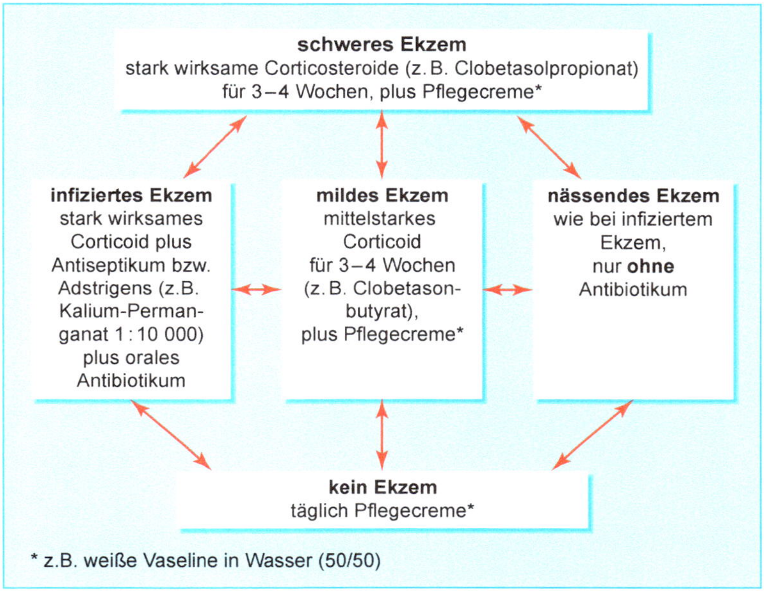

Abb. 2.5 Richtlinien für die Behandlung von Ekzemen verschiedener Schweregrade. Die Richtungspfeile zeigen Veränderungen der Schweregrade an

Arterielle Geschwüre entstehen oft nach einem scheinbar banalen Trauma oder als Folge von lokaler Druckeinwirkung.

Die periphere arterielle Verschlusskrankheit (PAVK) tritt bei Männern sehr häufig ab einem Alter von 45 Jahren auf, bei Frauen ab einem Alter von 55 Jahren. Bei manchen Patienten kommt vorzeitige Atherosklerose familiär gehäuft vor. Beeinflussbare Risikofaktoren für die PAVK sind u. a. Rauchen, Hyperlipidämie, Hypertonie, Diabetes sowie Übergewicht und damit verbunden eine verminderte körperliche Aktivität. Manche Patienten berichten von bereits bekannten allgemeinen Gefäßerkrankungen, z. B. Herzinfarkt, Angina pectoris, Schlaganfall oder der „Schaufensterkrankheit" (Claudicatio intermittens).

Untersuchung

Arterielle Geschwüre finden sich vorwiegend auf den Zehen, an den Fersen und über vorstehenden Knochen am Fuß. Die Geschwüre erscheinen wie „ausgestanzt" mit klar demarkierten Rändern und bleichem, oft nekrotischem, nicht granulierendem Wundgrund. Die umgebende Haut kann dunkel-livide verfärbt sein und sich kühl anfühlen; sie ist haarlos, dünn, brüchig und durchscheinend. Die Fußnägel sind verdickt und undurchsichtig, sie können abfallen. Es kann zur Gangrän kommen. Die Untersuchung des arteriellen Systems kann schlecht tastbare oder fehlende Knöchel-Pulse (Arteria tibialis anterior, dorsalis pedis, bzw. tibialis posterior) ergeben. In den proximalen Beinarterien können Strömungsgeräusche auskultierbar sein, die auf Atherosklerose hindeuten.

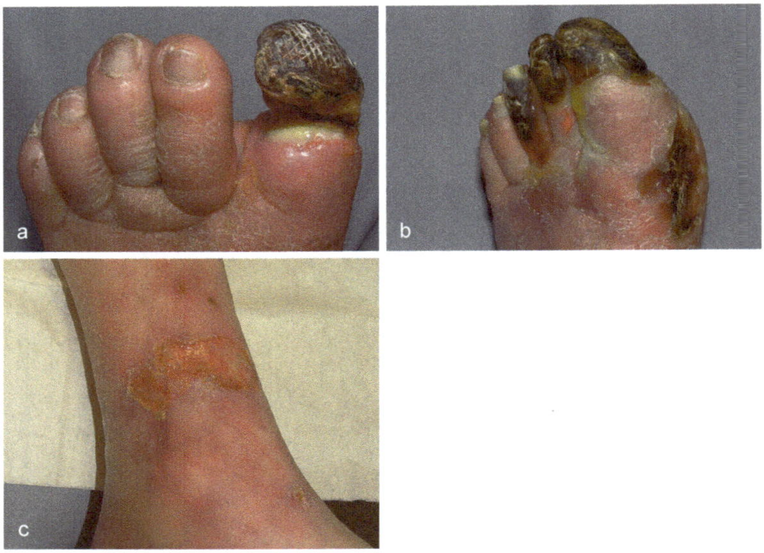

Abb. 2.6 a–c Trockene Gangrän des Großzehs bei einem Patienten mit PAVK; die Demarkationslinie ist schmierig belegt (a). Feuchte Gangrän von Großzeh und Vorfuß bei einem Patienten mit PAVK, Infekt-bedingtes entzündliches Ödem (b). Arterielles Beingeschwür mit typischen arteriellen Hautveränderungen (c)

Bei Patienten mit arteriellen Geschwüren ist die Wiederfüllungszeit der Kapillaren verlängert. Wenn man die Haut am großen Zeh oder am Fußrücken für einige Sekunden mit der Fingerspitze bis zur Abblassung komprimiert, färbt sie sich normalerweise innerhalb von zwei bis drei Sekunden wieder rosig – das ist die normale Wiederfüllungszeit der Kapillaren. Eine verspätete Rückkehr der normalen Hautfarbe bedeutet, dass die Durchblutung gestört ist. Wenn nach Absenken eines zuvor für eine Minute um 45° angehobenen Beines die normale (rosige) Farbe nicht innerhalb von zehn bis fünfzehn Sekunden zurückgekehrt (Ratschow-Bürger-Lagerungsprobe), spricht auch dieser Befund für eine arterielle Durchblutungsstörung.

Der Knöchel-Arm-Index ist nützlich für die Diagnose einer PAVK, wenn die Arterienwände kompressibel sind, keine Mediaverkalkung (z. B. Mönckebergsklerose bei Diabetes) und kein Ödem bestehen. Eine Ultraschall-Duplex-Untersuchung ergibt weitere Information über Arterien-Stenosen und -Verschlüsse sowie die Verteilung atherosklerotischer Plaques (diffus oder kontinuierlich). Die Angiographie ist die ideale Untersuchungsmethode zur präoperativen Vorbereitung, weil sie die direkte Beurteilung der Gefäßanatomie des Beines ermöglicht.

Behandlung

Die Verbesserung der peripheren Durchblutung, z. B. durch Revaskularisierung mittels Gefäßchirurgie (bei multiplen, diffus verteilten Stenosen bzw. Verschlüssen) oder Angioplastie (bei vereinzelten Stenosen), ist die Maßnahme mit den größten Erfolgsaussichten, um den Heilungsprozess bei arteriellen Geschwüren günstig zu beeinflussen. Zu den Indikationen für einen solchen operativen Eingriff bei chronischer Ischämie zählen nicht heilende arterielle Geschwüre, Gangrän, Ruheschmerz sowie progrediente und behindernde Claudicatio intermittens.

Tab. 2.5 Schmerzen bei arteriellen Geschwüren

- Ruheschmerzen, die sich beim Herunterhängen des Beines oder beim Schlafen im Lehnstuhl bessern.
- Die Schmerzen beginnen distal des Verschlusses und steigen dann mit zunehmender Ischämie im Bein hoch.
- Oft ist das Geschwür selbst sehr schmerzhaft.

Tab. 2.6 Unterschiede zwischen venösen und arteriellen Geschwüren

	Venös	Arteriell
Vorgeschichte	Krampfadern, tiefe Venenthrombose, venöse Insuffizienz	PAVK, Claudicatio intermittens, Ruheschmerz
Typische Lokalisation	über dem Innenknöchel am Unterschenkel	normalerweise an Zehen, Fuß und Knöchel
Ränder	abgeschrägt	ausgestanzt
Wundgrund	oft schmierig belegt	schmierig belegt, nekrotisch
Sekretion	stark	schwach
Schmerz	mäßig, jedoch bei starkem Ödem oder vorliegender Infektion auch stark	auch ohne Infektion vorhanden
Ödem	normalerweise mit Beinödem	selten Beinödem
Begleitumstände	venöses Ekzem, Lipodermatosklerose, Atrophie blanche, Hämosiderose	trophische Störungen; Gangrän möglich
Therapie	Kompression ist das A und O	gefäßchirurgischer Eingriff; Medikamente sind nutzlos

Tab. 2.7 Beurteilung des Knöchel-Arm Druck-Index (Doppler-Index)

Index	Symptome	Schweregrad der Erkrankung	Vorgehen
≥ 0,7 – 1	geringe Claudicatio intermittens, oder keine Beschwerden	geringe PAVK	Risikofaktoren vermindern, Lebensgewohnheiten ändern, nicht mehr rauchen, Gewicht halten, körperliche Betätigung, Aspirin?
0,7 – 0,5	zunehmende Claudicatio intermittens	geringe bis mäßige PAVK	wie bei Index 0,7 plus Vorstellung beim Angiologen, eventuell Gefäßdarstellung (Duplex und/oder Arteriographie)
0,5 – 0,3	schwere Claudicatio plus Ruheschmerz	schwere PAVK	wie bei Index > 0,7 plus dringender Vorstellung beim Angiologen, eventuell Gefäßdarstellung (Duplex und/ oder Arteriographie)
≤ 0,3 oder < 50 mmHg Knöcheldruck	kritische Ischämie (Ruheschmerz > 2 Wochen), mit oder ohne Gewebsuntergang (Ulkus, Gangrän)	schwere PAVK, drohender Verlust des Beines	notfallmäßige Vorstellung beim diensthabenden Gefäßchirurgie-Team, eventuell chirurgischer Eingriff

Ein Index von 1,0 – 1,1 wird als normal angesehen. Die Angaben in der Tabelle sollen nur als Hilfe bei der Beurteilung der klinischen Befunde herangezogen werden. Falsche Messwerte können bei inkompressiblen Arterien vorkommen, infolge von Verkalkungen oder von Gewebeödem. Ein arterielles Ulkus kann auch bei normalem Doppler-Index vorkommen. Bei akuter Ischämie des Beines aufgrund einer arteriellen Embolie oder eines Thrombus („akute chronische Ischämie") sollte der Patient umgehend als Notfall einem Gefäßspezialisten oder einer Notfallklinik zur sofortigen Therapie vorgestellt werden, um den drohenden Verlust des Beines abzuwenden.

Die Patienten sollten das Rauchen aufgeben. Diabetes, Blutdruck und Hyperlipidämie sollten optimal eingestellt werden. Manchen Patienten hilft es, mit angehobenem Oberkörper zu schlafen. Die Patienten sollten einfache Ratschläge zur Fuß- und Hautpflege erhalten. Spazierengehen ist vorteilhaft.

Arterielle Geschwüre können sich dramatisch verschlechtern, wenn sie infiziert werden; daher sollte gegebenenfalls systemisch mit Antibiotika behandelt werden (gemäß den Empfehlungen für venöse Geschwüre, s. o.). Patienten mit einem nicht heilenden Geschwür und Ruheschmerz oder zunehmender Claudicatio sollten einem Gefäßchirurgen vorgestellt werden; in der Zeit bis zum Operationstermin können stark wirksame Analgetika nötig sein.

Ein arterielles Geschwür sollte nicht débridiert werden, bevor nicht die arterielle Durchblutung durch eine Revaskularisation wieder hergestellt ist. Das würde die Ischämie fördern und das Geschwür vergrößern.

Die Auswahl der Verbandsmaterialien wird von der Art der Wunde bestimmt. Medikamente mit vasokonstriktorischer Wirkung (wie z. B. nichtselektive β-Blocker) sollten vermieden werden (s. a. Kap. 12).

Nicht selten treten gemischt arteriell-venöse Geschwüre auf: Die Patienten haben dann meist eine Kombination von venöser und arterieller Durchblutungsstörung. In diesen Fällen muss die bei venösen Geschwüren so hilfreiche Kompressionsbehandlung eingeschränkt angewandt oder sogar ganz unterlassen werden.

Tab. 2.8 Leitlinien für Patienten zum Schutz ihrer Beine und Füße

- täglich die Füße inspizieren und besonders auf Einrisse, Blasen, Rötungen und Schwellungen achten
- jede Symptomverschlechterung sofort dem Arzt mitteilen, u. a. Verkürzung der Gehstrecke, Zunahme der Ruheschmerzen (insbesondere nachts), Verfärbung der Haut
- die Haut feucht halten, z. B. mit einer 50 : 50 Mischung aus flüssigem und weißem weichen Paraffin
- nie barfuß gehen
- darauf achten, dass die Schuhe immer gut passen und am Fuß keine Reibung oder Druckpunkte erzeugen; die Schuhe vor jedem Anziehen erst nach Fremdkörpern austasten (Steinchen etc.); zehenfreie Sandalen und spitze Schuhe meiden
- das Rauchen aufgeben
- sich regelmäßig körperlich belasten innerhalb der individuellen Möglichkeiten

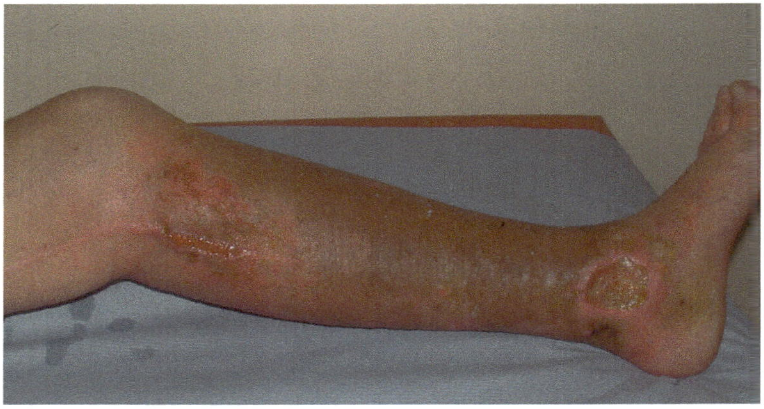

Abb. 2.7 Ulkus am Innenknöchel, gemischt arteriell-venös. Lipodermatosklerose sowie aufgebrochene Narbe nach Venenentnahme für eine Koronar-Bypass-Operation

Literatur

Barwell JR, Davies CE, Deacon J, Harvey K, Minor J, Sassano A, et al. Comparison of surgery and compression with compression alone in chronic venous ulceration (ESCHAR study): randomised controlled trial. Lancet 2004; 363: 1854–9.

Burnand KG, Young AE, Lucas JD, Rowlands B, Scholefield J. The new Aird's companion in surgical studies. 2nd ed. Edinburgh: Elsevier Churchill Livingstone, 2005.

Cullum N, Nelson EA, Fletcher AW, Sheldon TA. Compression for venous leg ulcers. Cochrane Database Syst Rev 2001; (2): CD000265.

Gohel MS, Barwell JR, Earnshaw JJ, Heather BP, Mitchell DC, Whyman MR, et al. Randomized clinical trial of compression plus surgery versus compression alone in chronic venous ulceration (ESCHAR study) – haemodynamic and anatomical changes. Br. J Surg 2005; 92: 291–7.

Morris PJ, Malt RA. Oxford textbook of surgery. 2nd ed. Oxford: Oxford University Press, 2001.

Nelson EA, Bell-Syer SE, Cullum NA. Compression for preventing recurrence of venous ulcers. Cochrane Database Syst Rev 2000; (4): CD002303.

Palfreyman S, Nelson EA, Michaels JA. Dressings for venous leg ulcers: a systematic review and meta-analysis. BMJ 2007; 335: 244–248.

Simon DA, Dix FP, McCollum CN. Management of venous leg ulcers. BMJ 2004; 328: 1358–62.

Williams DT, Enoch S, Miller DR, Harris K, Price PE, Harding KG. The effect of sharp debridement using curette on recalcitrant non-healing venous leg ulcers: a concurrently controlled prospective cohort study. Wound Rep Regen 2005; 13: 131–7.

KAPITEL

3

Michael E. Edmonds und A. V. M. Foster*

Geschwüre am diabetischen Fuß

Diabetische Fußgeschwüre können in zwei Gruppen unterteilt werden: solche am neuropathischen Fuß, so genannte neuropathische Geschwüre, und solche am ischämischen Fuß (der oft zugleich neuropathisch erkrankt ist) – so genannte neuroischämische Geschwüre. Der neuropathische Fuß ist warm und gut durchblutet mit tastbaren Pulsen; die Schweißproduktion ist vermindert, sodass die Haut trocken ist und zu Fissuren neigt. Der neuroischämische Fuß ist kühl und pulslos; die Haut ist dünn, durchscheinend und haarlos. Auch das Subkutangewebe ist atrophiert. Aufgrund der verminderten bzw. erloschenen Schmerzsensibilität (diabetische Polyneuropathie) wird kaum oder gar nicht über Claudicatio intermittens oder Ruheschmerz geklagt. In Deutschland haben ca. 17% aller Patienten mit Typ-2-Diabetes eine Polyneuropathie, 9% haben eine PAVK, 3% einen „diabetischen Fuß" und 1% ist bereits amputiert worden (Qualitätsbericht DMP der Kassenärztlichen Vereinigung Westfalen-Lippe 2005; Anm. d. Übers.).

Der entscheidende Unterschied zwischen den beiden Formen des diabetischen Fußes ist das Vorhandensein bzw. Nichtvorhandensein einer Ischämie. Eine Ischämie wird bestätigt durch einen Blutdruck-Index (Knöchel-Arm-Index) von unter 1. Da bei Diabetespatienten oft eine Mediakalzinose vorkommt (Mönckebergsklerose mit nicht-komprimierbaren Arterienwänden) und diese zu falsch hohen Messwerten bei der Blutdruckmessung mit der Blutdruckmanschette führt, muss in jedem Fall auch die arterielle Pulskurve beurteilt werden, die die Doppleruntersuchung ergibt. Eine normale (triphasische) Pulskurve ist pulsatil mit zunächst einem Vorwärtsfluss (starker positiver Ausschlag) in der Systole, gefolgt von einem kurzen Rückwärtsfluss (geringer negativer Ausschlag) und erneutem Vorwärtsfließen (schwacher positiver Ausschlag) in der Diastole. Bei arterieller Durchblutungsstörung zeigt die Pulskurve nur einen positiven Ausschlag (monophasisch), der zudem noch „gedämpft" ist aufgrund eines reduzierten Vorwärtsflusses.

Das neuropathische Fußgeschwür

Neuropathische Fußgeschwüre entstehen vorwiegend an der Unterseite des Fußes, insbesondere unter den Zehengrundgelenken (den Metatarsalköpfchen) und den Zehenspitzen. Hauptursache ist die repetitive mechanische Beanspruchung beim Gehen.

Diese Beanspruchung führt zunächst zu einer reaktiven Verdickung der Hornhaut (Schwiele, Hyperkeratose, Kallus). Die Schwiele ist die wichtigste Vorstufe eines Geschwürs am neuropathischen Fuß. Wenn sie zu dick wird, drückt die Hornhaut auf das Subkutangewebe und es entsteht ein Geschwür. Weißliches, nässendes Lederhaut-Gewebe unmittelbar unter einer solchen Schwiele ist stets ein Zeichen dafür, dass eine Ulzeration unmittelbar bevorstand und dass die Abtragung der Schwiele dringend geboten war. Unterbleibt die Abtragung und wird die Beanspruchung fortgesetzt, kommt es unter der Schwiele zu entzündlicher Autolyse, Einblutung und schließlich zur Nekrose. Es bildet sich eine kleine Höhlung, die mit Flüssigkeit gefüllt ist, eine intrakutane Blase; wird die Schwiele darüber abgetragen, zeigt sich das Geschwür.

Ein Fußgeschwür ist immer ein Zeichen einer Systemerkrankung und sollte nicht als harmlos angesehen werden.

* (M. E. Edmonds, A. V. M. Foster. Diabetic foot ulcers. BMJ 2006; 332: 407–410)

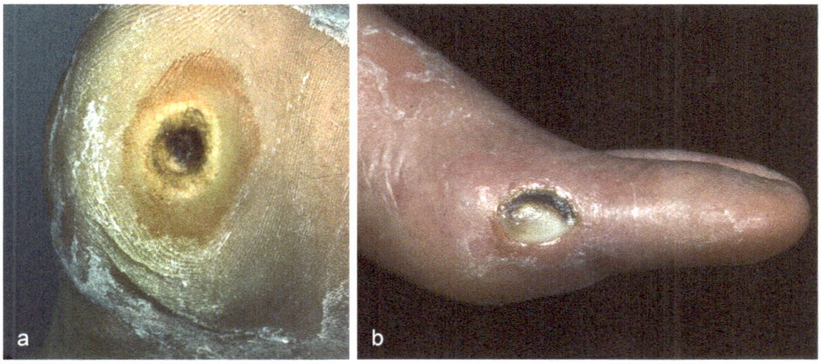

Abb. 3.1 a, b Neuropathischer Fuß mit einem Geschwür an der Fußsohle, das mit Hornhaut umgeben ist (a). Geschwür über dem Großzehenballen, medialseitig, an einem neuroischämischen Fuß (b)

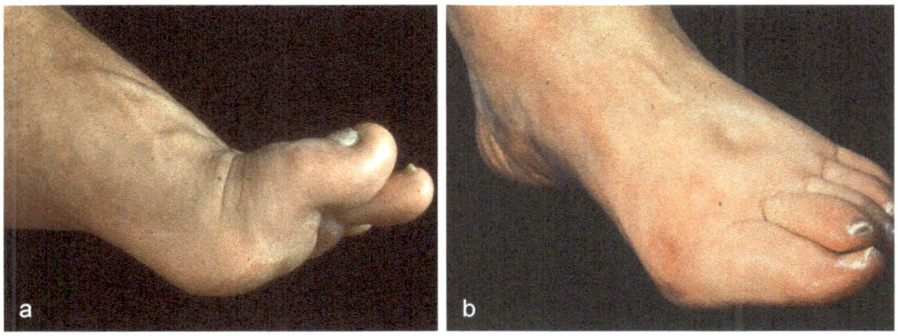

Abb. 3.2 a, b Neuropathischer Fuß mit prominenten Metatarsalköpfchen und Druckstellen in der Fußsohle im Vorfußbereich (a). Neuroischämischer Fuß mit eindrückbarem kardialen Ödem und Hallux valgus; über dem Großzehenballen besteht eine Hautrötung, entstanden durch einen engen, drückenden Schuh (b)

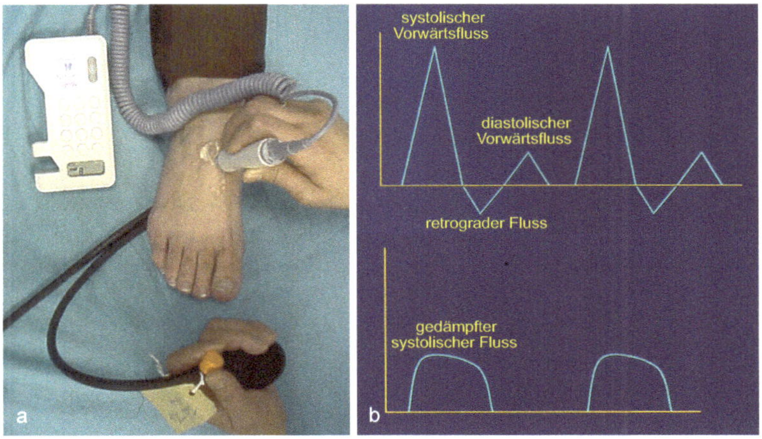

Abb. 3.3 a, b Hand-Doppler und Blutdruckmanschette zur Messung des systolischen Drucks der Knöchelarterien (a). Doppler-Pulskurve eines normalen Fußes mit dem normalen triphasischen Muster (oben) und eines neuroischämischen Fußes mit monophasischem Muster und gedämpftem Kurvenverlauf (unten) (b)

Das neuroischämische Fußgeschwür

Neuroischämische Geschwüre werden oft im Bereich des Fußrandes gefunden, vorwiegend am Großzehenballen medialseitig und am Kleinzehenballen lateralseitig. Sie entstehen häufig auch an den Zehenkuppen oder unter einem besonders dick gewordenen Zehennagel. Am neuroischämischen Fuß ist die klassische Geschwür-Vorstufe eine gerötete Druckstelle auf der Haut, ein Zeichen für mechanische Beanspruchung durch zu enges Schuhwerk (entspricht Dekubitus Grad 1, s. Kap. 4). Slipper und andere Modeschuhe erzeugen während des

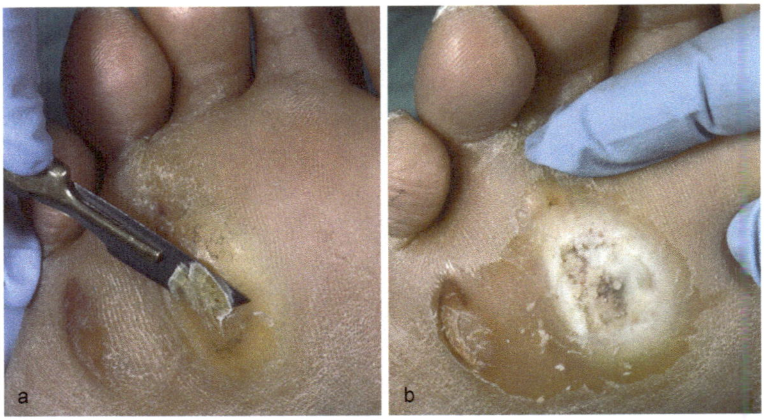

Abb. 3.4 a, b Schwielenabtragung durch „scharfes" Débridement (a). Weißliches, mazeriertes, feuchtes Gewebe unter der Oberfläche der Schwiele, Anzeichen für die unmittelbar bevorstehende Ulzeration (b)

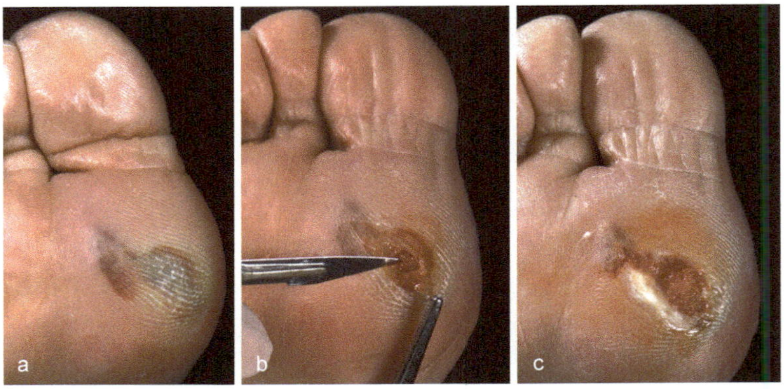

Abb. 3.5 a–c Blase unter einer Schwiele im Bereich des ersten Metatarsalköpfchens (a). Das Dach der Blase wird mit der Pinzette gepackt und abgetragen (b). Darunter erscheint das Geschwür (c)

Gehens Druck- und Reibungskräfte, die die empfindlichen Ränder des Fußes und der Zehen beschädigen. Bei fortgesetzter Schädigung entsteht eine oberflächliche Hautblase (entspricht Dekubitus Grad 2, s. Kap. 4), die schließlich platzt und an ihrem Grund eine flache, mit blassen Granulationsgewebe oder gelblich-zähem Detritus bedeckte Ulzeration freigibt.

Behandlung

Die Wunde beherrschen!

Die Hornhautverdickung, die ein Geschwür am neuropathischen Fuß umgibt, wird mit dem Skalpell „scharf" abgetragen, ebenso eventueller Detritus und avitales Gewebe. Außerdem ist es wichtig, jedes Geschwür mit einer Sonde nach Fistelgängen zu untersuchen, die Anschluss an Gelenke und Knochen haben könnten (was ein Hinweis auf eine Osteomyelitis sein kann). Auch sollten die Ränder des Geschwürs auf eventuelle Unterminierungen sondiert werden.

Im Falle eines neuroischämischen Geschwürs sollten Detritus und eingetrocknetes avitales Gewebe nur sehr vorsichtig „scharf" abgetragen werden. Bei schwerer Ischämie (Druck-Index unter 0,5) sollte das Débridement nur sehr zurückhaltend ausgeführt werden; vitales Gewebe sollte auf gar keinen Fall beschädigt werden.

Manchmal entwickeln neuroischämische Geschwüre einen Ring von dünner, glasiger, trockener und sich kräuselnder Hornhaut. Diese Hornhaut sollte abgeschabt werden, da sie sonst am Verband hängen bleibt oder das umgebende Gewebe traumatisieren kann.

Bei Verdacht auf ein Ulkus unterhalb eines Nagels (im Nagelbett) sollte der Nagel vorsichtig zurückgeschnitten oder schichtweise abgeschält werden, um an das Geschwür heranzukommen und es zu drainieren. Gerade bei neuroischämischen Geschwüren werden manchmal auch Fliegenmaden zum Débridieren benutzt (umstritten, Anm. d. Übers.). Die Vakuumversiegelungstherapie kann – nach erfolgtem Débridement – genutzt werden, um Wunden und diabetische Fußgeschwüre zur Abheilung zu bringen. Diese Technik wird auch immer öfter bei postoperativen Wunden am diabetischen Fuß angewandt, wenn eine Revaskularisation nicht möglich ist (war 2006 lt. Abschlussbericht des IQWiG „Vakuumversiegelungstherapie von Wunden N04-03" noch nicht evidenzbasiert, www.iqwig.de; Anm. d. Übers.).

Die mechanische Schädigung vermindern

Beim neuropathischen Fuß sollte man bestrebt sein, die Druckbelastungen der Fußsohle, die beim Gehen punktuell entstehen, auf eine größere Fläche zu verteilen. Beim neuroischämischen Fuß dagegen sind besonders die empfindlichen Ränder des Fußes zu schützen. Selbstklebender, partiell komprimierbarer Filz kann zur Polsterung benutzt werden, um kleine neuropathische Geschwüre von Druck zu entlasten. Die wirksamste Maßnahme zur Entlastung der Fußsohle ist jedoch der Vollkontakt-Gehgips, das Mittel der Wahl bei schmerzlosen neuropathischen Geschwüren; ersatzweise kann man auch eine industriell hergestellte Schiene (z. B. Aircast®) oder einen so genannten Scotchcast-Stiefel verwenden (in Deutschland nicht üblich, Anm. d. Übers.).

Wenn die Gips-Technik nicht zur Verfügung steht, kann auch auf so genannte Therapieschuhe zurückgegriffen werden, die mit einer Polstereinlage ausgestattet sind (nicht evidenzbasiert; Anm. d. Übers.). Nach Abheilung eines neuropathischen Geschwürs sollte der Patient einen orthopädischen Maßschuh mit einem Fußbett tragen, um Rückfälle zu vermeiden (in Deutschland gilt die von der „Arbeitsgemeinschaft diabetischer Fuß" 2007 ausgearbeitete, abgestufte Empfehlung zur Schuhversorgung für den diabetischen Fuß, www.ag-fuss-ddg.de; Anm. d. Übers.). Gelegentlich kann auch ein besonders tiefer, konfektionierter orthopädischer Schuh mit einer flachen Polstersohle ausreichend sein, wenn die Druckspitzen beim Gehen nicht besonders stark sind.

Am neuroischämischen Fuß sind Geschwüre vorwiegend an den Rändern des Fußes und der Zehen lokalisiert; daher reicht es, in einem Modeschuhgeschäft einen normalen Schuh zu kaufen, der nur ausreichend lang, breit und tief ist (auf dem deutschen Markt verfügbare Modeschuhe entsprechen diesen Maßgaben nicht;

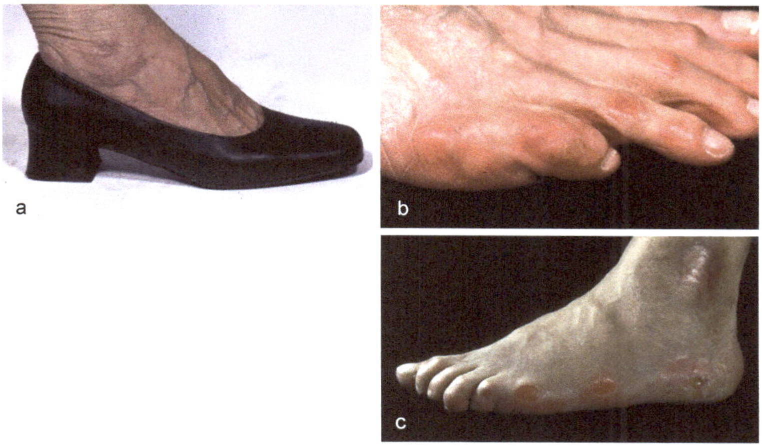

Abb. 3.6 a – c Schuh ohne Schnürung und mit enger Zehenkappe (a); rote Flecken an den Zehen nach Gebrauch unpassender, drückender Schuhe (b). Akute ischämische Geschwüre, ausgehend von Blasenbildung am lateralen Fußrand (c)

Chantelau E, Gede A, 2002; Anm. d. Übers.) und mit Schürsenkeln oder Klettverschluss über dem Spann verschließbar ist. Alternativ kann auch ein Scotchcast-Stiefel oder ein extra weiter, normaler Schuh getragen werden.

Das Geschwür sollte gereinigt und in geeigneter Weise verbunden werden (s. a. Kap. 9).

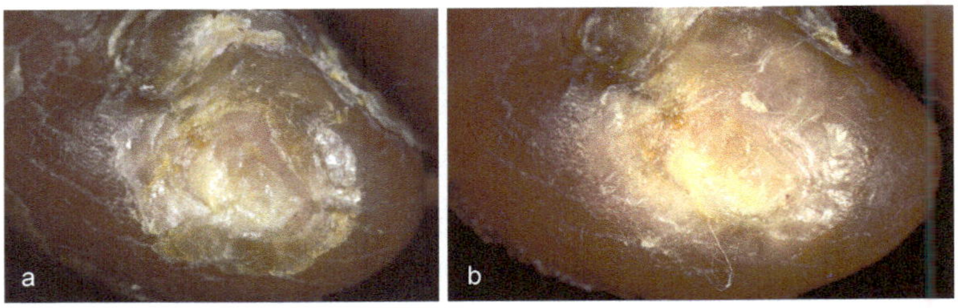

Abb. 3.7 a, b Ischämisches Geschwür umgeben von glasiger, dünner Hornhaut (a). Die Hornhaut ist ohne Verletzung abgetragen worden (b)

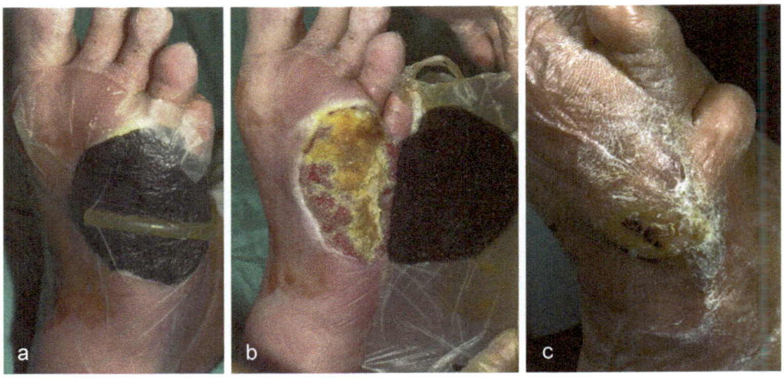

Abb. 3.8 a–c Vakuumversiegelung mit Pumpen-Schwamm, angebracht im Bereich der Fußsohle (a). Der Pumpen-Schwamm wird entfernt (b). Die geheilte Wunde (c)

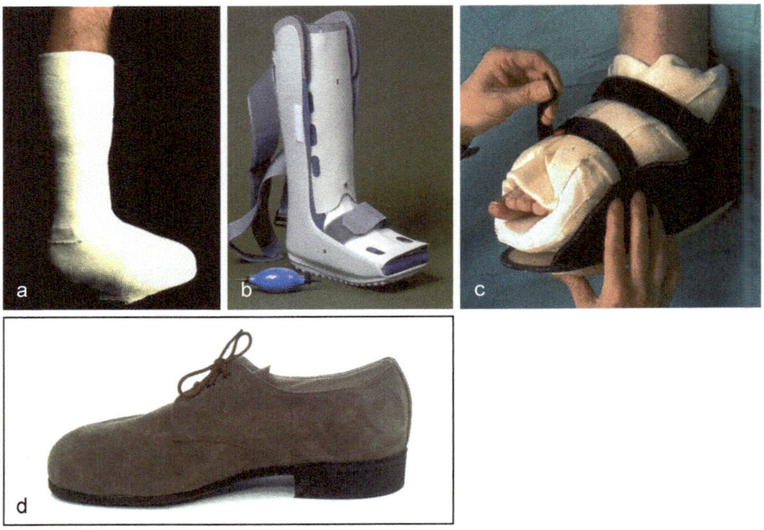

Abb. 3.9 a–d Vollkontakt-Gips (total contact cast) (a); Aircast®-Schiene (vorgefertigt) (b), Scotchcast-Stiefel (in Deutschland nicht verfügbar, Anm. d. Übers.)(c); ein passender Schuh aus einem Modeschuhgeschäft kann ausreichend geräumig sein, um Druckstellen zu vermeiden (d)

Druck-/Dekubitalgeschwüre im diabetischen Fuß

Alle Patienten mit neuropathischen oder neuroischämischen Füßen sind gefährdet, Dekubitalgeschwüre zu entwickeln, besonders an den Fersen. Fersenulzera können von Druck entlastet werden mittels einer so genannten „druckentlastenden Knöchel-Fußorthese". Diese industriell gefertigte Orthese aus Aluminium enthält einen verstellbaren Polypropylen-Rahmen und ein waschbares Innenfutter; die Laufsohle ist aus rutschfestem Neopren. Sie wird verwendet, um die Hinterseite der Ferse von Druck freizuhalten, das obere Sprunggelenk in einer geeigneten Position zu fixieren. Auf diese Weise werden Druckgeschwüre verhindert, die Heilung begünstigt und Deformierungen vorgebeugt (wissenschaftlich nicht nachgewiesen, Anm. d. Übers.).

Die Durchblutung beherrschen!

Wenn ein ischämisches Geschwür trotz optimaler Behandlung keine Heilungstendenz zeigt, sollte der Gefäßstatus mittels Duplex-Sonographie und Angiographie untersucht werden. Die Untersuchung des Gefäßstatus ist in jedem Fall anzuraten bei Vorliegen eines der folgenden Kriterien:

- Knöchel-Arm-Index < 0,5 oder gedämpfte Doppler-Pulskurvenform,
- transkutaner Sauerstoffdruck < 30 mmHg (als Ausdruck des lokalen arteriellen Perfusionsdrucks),
- arterieller Blutdruck im Großzeh < 30 mmHg.

Duplex-Sonographie und Angiographie zeigen Arterienstenosen oder -verschlüsse, die der Angioplastie zugänglich sind. Sind die Läsionen nicht für eine Angioplastie geeignet, sollte mittels Bypass-Chirurgie revaskularisiert werden.

Eine weitere Manifestation der Ischämie ist die trockene Gangrän, insbesondere von Zehen. Eine trockene Gangrän ist gewöhnlich die Folge einer schweren Ischämie bei atherosklerotisch verengten Beinarterien. Idealerweise sollte der Fuß revaskularisiert und dann die Zehennekrose abgetragen werden. Ist dies nicht möglich, kann auch die Autoamputation der Gangrän angestrebt werden.

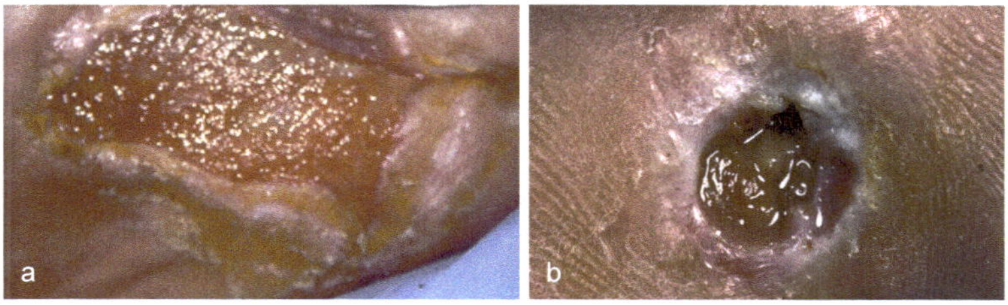

Abb. 3.10 a, b Vermehrt brüchiges Granulationsgewebe (a). Am Ulkusgrund gelblich-graues Gewebe (b)

Infektionen

Jedes Geschwür ist eine Eintrittspforte für Bakterien. Das Ausmaß der Infektion kann von einer lokal auf das Ulkus begrenzten Infektion bis zur feuchten Gangrän reichen. Lediglich bei jeder zweiten Infektion sind auch die typischen Infektionszeichen vorhanden. Infolge der Neuropathie bzw. der Ischämie ist die Entzündungsreaktion beeinträchtigt und sind die frühen Zeichen einer Infektion nur diskret und daher leicht zu übersehen. Wundabstriche aus der Tiefe bzw. Gewebeproben (aber nicht von oberflächlicher Hornhaut!) sollten unverzüglich zur mikrobiologischen Untersuchung eingesandt werden, bis zum Vorliegen der Ergebnisse sollten vorsorglich Breitspektrum-Antibiotika gegen gramnegative, grampositive und anaerobe Keime gegeben werden. Chirurgisches Eingreifen ist in manchen Fällen dringend geboten!

Tab. 3.1 Indikationen für eine dringende chirurgische Intervention

- großflächig infiziertes Gewebe mit Detritus
- lokalisierte Fluktuation bzw. Austritt von Eiter
- Krepitation, mit röntgenologischem Anhalt für Gaseinschlüsse im Weichgewebe
- livide Verfärbung der Haut, als Hinweis auf subkutane Nekrosen

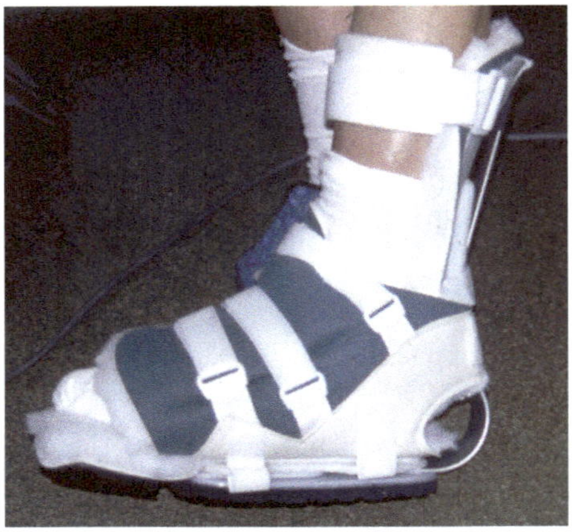

Abb. 3.11 Knöchel-Fuß-Orthese zur Druckentlastung; zur Anwendung bei Fersenulzerationen

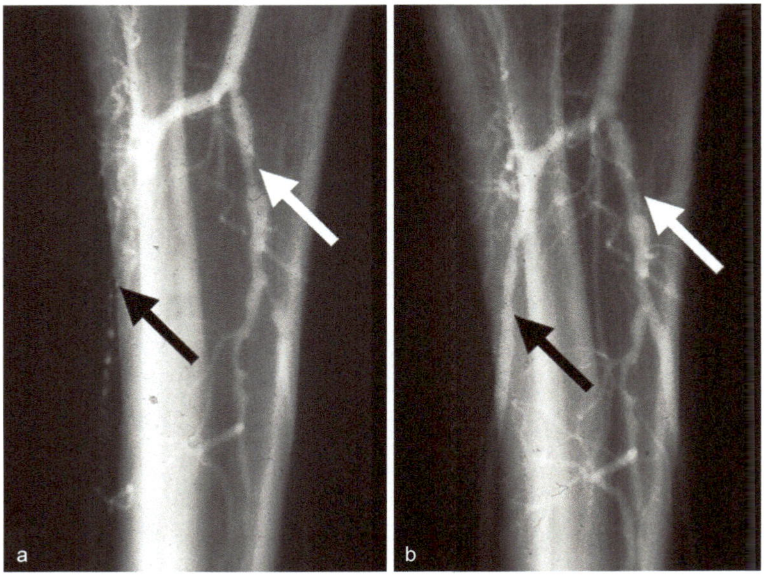

Abb. 3.12 a, b Arteriographie mit Verschlüssen der Arteria tibialis anterior und des Truncus tibiofibularis (a). Nach erfolgter Angioplastie ist die Arteria tibialis anterior wieder durchgängig und der Truncus aufgeweitet (b)

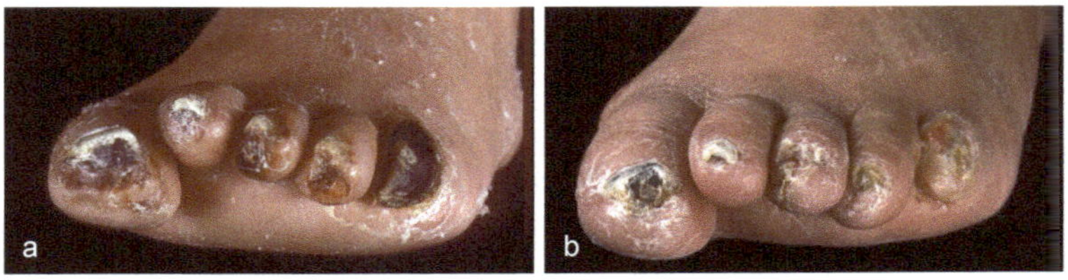

Abb. 3.13 a, b Nekrotischer Kleinzeh und nekrotische Kuppen am 1., 3. und 4. Zeh, vor Débridement (a). Autoamputation sechs Wochen später, nach regelmäßigem Débridement (b)

3

- Das Granulationsgewebe wird zunehmend bröckelig.
- Der Grund des Geschwürs wird feucht, das gesunde rosige Granulationsgewebe verfärbt sich gelblich oder grau.
- Das Wundsekret ist nicht mehr klar, sondern eitrig.
- Die Wunde fängt an zu stinken.

Tab. 3.2 Lokale Zeichen der Wundinfektion

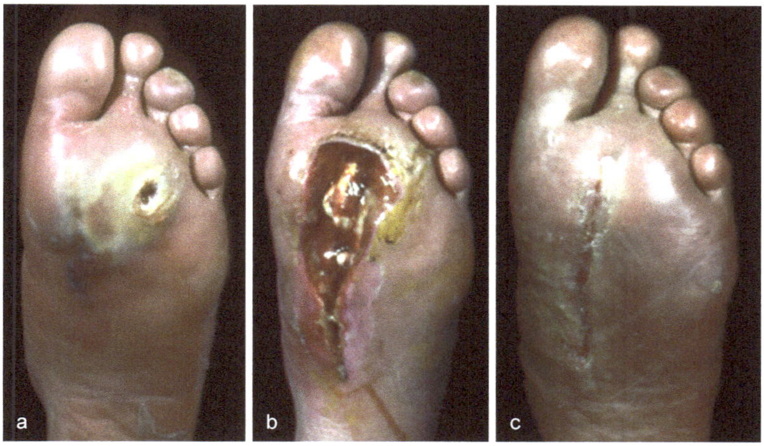

Abb. 3.14 a–c Tiefes Geschwür mit sichtbarem, subkutan gelegenen Detritus (a). Ausgedehntes Débridement, erforderlich zur Entfernung des avitalen Gewebes bis hinunter zum vitalen, normal blutenden Gewebe (b). Nach zehn Wochen war die Wunde verheilt (c)

Am neuropathischen Fuß ist eine Gangrän nahezu immer feucht, denn sie wird durch eine septische Thrombose ausgelöst. Diese entsteht, wenn die Infektion von einem Geschwür im Bereich der Zehen, der Metatarsalköpfchen oder der Ferse auf nahe gelegene kleine Arterien übergreift. Bei einer feuchten Gangrän muss chirurgisch interveniert werden (s. a. Kap. 11).

Eine feuchte Gangrän infolge septischer Vaskulitis bzw. Thrombose kann auch im neuroischämischen Fuß entstehen, wobei die PAVK dann eine besondere Prädisposition darstellt. Gangräne sollten chirurgisch entfernt und der Fuß sollte möglichst revaskularisiert werden.

Den Stoffwechsel beherrschen!

Eine ausgeprägte Hyperglykämie beeinträchtigt die Wundheilung und die Leukozytenfunktion, darum ist eine optimale Einstellung des Blutzuckers essentiell. Patienten mit Typ-2-Diabetes, die mit Tabletten suboptimal eingestellt sind, sollten besser auf eine Behandlung mit Insulin umgestellt werden. Bluthochdruckkrankheit und Hyperlipidämie sollten behandelt werden und die Patienten sollten aufhören zu rauchen. Patienten mit neuroischämischen Geschwüren sollten Statine und Thrombozytenaggregationshemmer erhalten. Diabetiker mit PAVK können von ACE-Hemmern profitieren, zur Verhinderung weitere Gefäßereignisse.

Patientenschulung

Ein Patient, der seine schützende Schmerzwahrnehmung verloren hat, braucht dringend einige Ratschläge, wie er seine Füße vor mechanischen, thermischen und chemischen Verletzungen bewahren kann. Die Patienten sollten auch Empfehlungen zur Geschwürbehandlung erhalten, über die Wichtigkeit z. B. der Schonung, der regelmäßigen Verbandswechsel, des richtigen Schuhwerks und der Beobachtung der Füße bezüglich

Anzeichen für eine Infektion. Über die folgenden vier Gefahrensignale sollten sie aufgeklärt werden: Schwellung, Schmerzen, Verfärbung und Hautverletzungen.

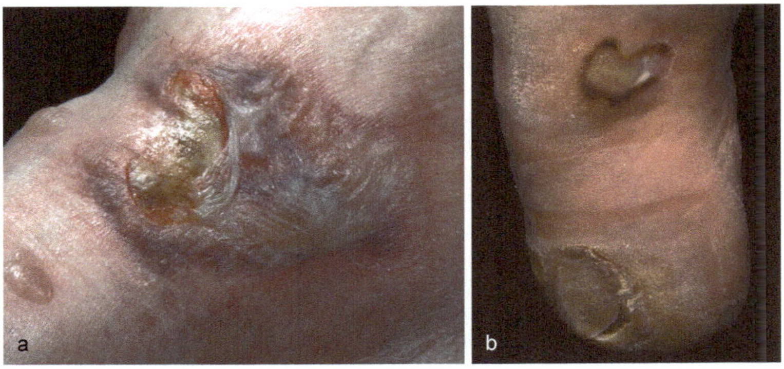

Abb. 3.15 a, b Verbrennung durch eine Heizung (a). Verbrühung durch ein Fußbad (b)

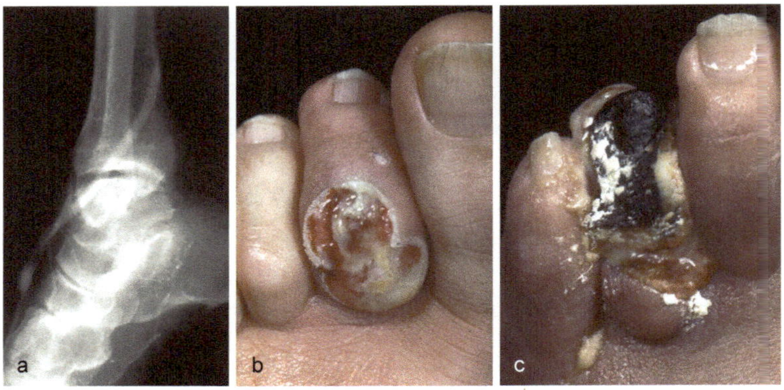

Abb. 3.16 a–c Pedaler Venen-Bypass, über den Knöchel auf die Arteria dorsalis pedis geführt (a). Infiziertes Geschwür mit Phlegmone (b). Feuchte Gangrän, ausgehend von einem infizierten Zehengeschwür (c)

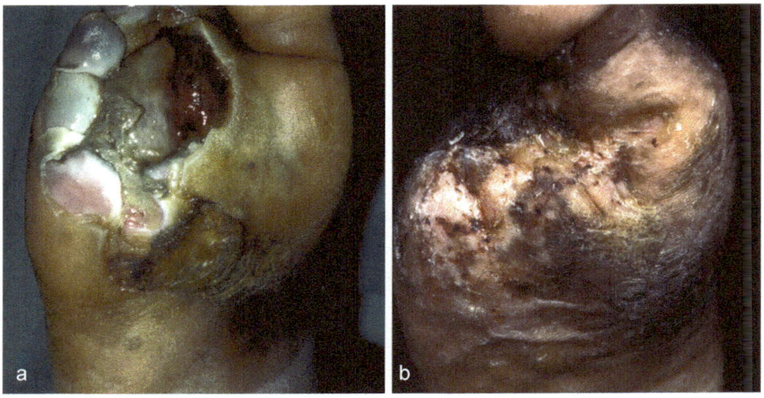

Abb. 3.17 a, b Fußsohle, die durch eine Stichwunde infiziert wurde Es kam zur feuchten Gangrän des Vorfußes, vier Metatarsalknochen samt Zehen mussten amputiert werden. (a) Nach sechs Monaten war der große Gewebsdefekt verheilt (b)

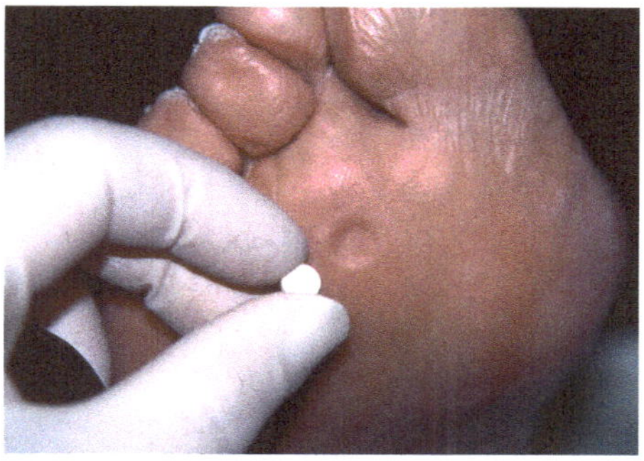

Abb. 3.18 Orales Antidiabetikum, während der jährlichen Kontrolluntersuchung zufällig im Schuh eines Patienten gefunden

Tab. 3.3 Mitglieder des multidisziplinären Teams

- Arzt
- Podologe
- Fachschwester
- Orthopädieschuhmacher
- Diätassistentin
- Radiologe
- Gefäßchirurg
- orthopädischer Chirurg

Diabetische Füße werden am erfolgreichsten durch ein multidisziplinäres Team behandelt, das integrierte Versorgung, raschen Zugang zur Klinik, frühzeitige Diagnosestellung und prompte Behandlung gewährleistet. Die Patienten bleiben für den Rest ihres Lebens auf eine engmaschige Betreuung angewiesen.

Literatur

Boulton AJM, Connor H, Canavagh PR, eds. The foot in diabetes. 3rd ed. Chichester: Wiley, 2000.
Bowker JH, Pfeifer MA, eds. Levin and O'Neal's the diabetic foot. 6th ed. St Louis: Mosby, 2001.
Chantelau E, Gede A. Gerontology 2002; 48: 241–244.
Edmonds M, Foster AVM, Sanders L. A practical manual of diabetic foot care. Oxford: Blackwell Science, 2004.
National Institute for Clinical Excellence. Type 2 diabetes. Prevention and management of foot problems. London: NICE, 2004. (www.nice.org.uk/pdf/CG010NICEguideline.pdf).
The International Working Group on the Diabetic Foot. International consensus on the diabetic foot. 2003 (www.iwgdf.org/consensus/introduction.htm).
Veves A, Giurini JM, Logerfo FW, eds. The diabetic foot. Medical and surgical management. Totowa, NJ: Humana Press, 2002.

KAPITEL

Joseph E. Grey, Stuart Enoch, Keith G. Harding*

4 Druckgeschwüre/Dekubitus

Ein Druckgeschwür (Dekubitalulkus, Dekubitus) wird vom Europäischen Sachverständigenrat für Druckgeschwüre (European Pressure Ulcer Advisory Panel, EPUAP) definiert als eine umschriebene Schädigung der Haut und des Unterhautgewebes, die durch Druck, Scherkraft oder Reibung entstanden ist, oder durch eine Kombination dieser Faktoren. Wenn Weichgewebe zusammengequetscht wird, z. B. zwischen einem Knochenvorsprung und einer äußeren Oberfläche, stirbt es ab und es bildet sich an der Oberfläche ein Geschwür.

Üblicherweise treten Druckgeschwüre an der unteren Körperhälfte auf – zwei Drittel im Beckenbereich und ein Drittel an den unteren Extremitäten, insbesondere den Fersen. Ältere Menschen sind am häufigsten davon betroffen und zwar insbesondere die über Siebzigjährigen (in nahezu jedem dritten Fall im Verlauf einer Hüftoperation, verursacht z. B. durch einen schlecht gepolsterten OP-Tisch beim Einsetzen einer Endoprothese). Eine weitere Risiko-Gruppe bilden die Patienten mit Rückenmarksverletzungen – innerhalb von fünf Jahren nach der Verletzung kommt es bei 20% bis 30% dieser Patienten zu einem Druckgeschwür.

Die meisten Druckgeschwüre entstehen im Krankenhaus: Bei stationär behandelten Patienten beträgt die Prävalenz 3% bis 14%, bei älteren Patienten mit orthopädischen Leiden sogar bis zu 70%. Die Inzidenz von Druckgeschwüren im Krankenhaus beträgt 1% bis 5%. Sind Patienten länger als eine Woche bettlägerig oder auf den Rollstuhl angewiesen, steigt die Inzidenz auf 8%. In Langzeitpflegeeinrichtungen entwickeln 1,5% bis 25% der Patienten Druckgeschwüre. Fast ein Fünftel aller Druckgeschwüre entsteht bei Patienten, die zu Hause gepflegt werden, ein weiteres Fünftel bei solchen in Pflegeheimen. Die Prävalenz von Druckgeschwüren in Pflegeheimen ist somit nicht wesentlich höher als diejenige in Krankenhäusern. Druckgeschwüre sind bei älteren Patienten mit einer fünffach erhöhten Mortalität assoziiert, bei ihnen beträgt die Hospitalsterblichkeit 25% bis 33%. Die vom britischen National Health Service für Druckulzerationen aufgewendeten Kosten belaufen sich schätzungsweise auf 180 Millionen bis 2 Milliarden Pfund (270 Millionen bis 3 Milliarden Euro) pro Jahr (in Deutschland ca. ein bis zwei Milliarden Euro; Anm. d. Übers.).

Pathogenese

Vier Faktoren sind wesentlich an der Entstehung von Druckgeschwüren beteiligt: Druck, Scherkraft, Reibung und Feuchtigkeit an den Grenzflächen.

Druck, wenn er nur kurz einwirkt und dann völlig aufhört, bewirkt eine reaktive Hyperämie als Zeichen einer vorübergehend vermehrten Durchblutung dieser Körperstelle. Länger anhaltender, hoher Druck dagegen vermindert die Durchblutung in den Kapillaren, es kommt zum Verschluss von Blut- und Lymphgefäßen mit der Folge, dass die betroffenen Gewebe nicht ausreichend mit Nährstoffen und Sauerstoff versorgt werden (Gewebeischämie).

Diese Ischämie bewirkt letztendlich eine Nekrose des Muskels, des Unterhautgewebes, der Dermis sowie der Epidermis und als Folge davon das Druckgeschwür. Äußere Druckeinwirkung von 50 mmHg kann über einer Knochenprominenz den Druck auf über 200 mmHg ansteigen lassen, was im Laufe der Zeit auch tiefe Gewebeschichten zerstört, ohne dass dies der Hautoberfläche anzusehen sein muss. Die regelmäßige, syste-

* (J. E. Grey, S. Enoch, K. G. Harding. Pressure ulcers. BMJ 2006; 332: 472–475)

matische Entlastung von hoher Druckbelastung ist bei Risikopatienten eine unabdingbare Voraussetzung zur Vermeidung von Druckulzerationen.

Scherkräfte entstehen dann, wenn Knochen und Unterhautgewebe in entgegen gesetzter Richtung zur Haut verschoben werden, die nackte Haut sich jedoch aufgrund von Reibungskräften nicht mitbewegen kann (z. B. bei einem sitzenden Patienten, der in einem Stuhl nach unten rutscht, oder im Bett, wenn das Kopfende in einem Winkel von über 30° angehoben ist). Unter solchen Bedingungen werden die Blutgefäße bereits durch deutlich geringere Drücke zusammengequetscht. Ältere Patienten sind wegen der geringeren Konzentration an Elastin in ihrer Haut besonders anfällig für die schädlichen Auswirkungen der Scherkraft.

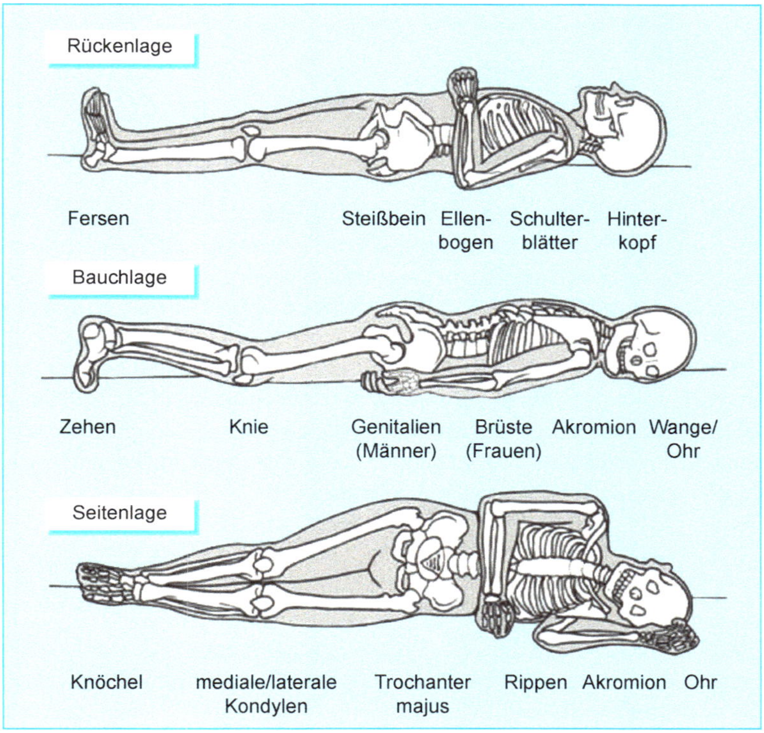

Abb. 4.1 Häufige Dekubitus-Lokalisationen bei Menschen mit Dekubitus-Risiko

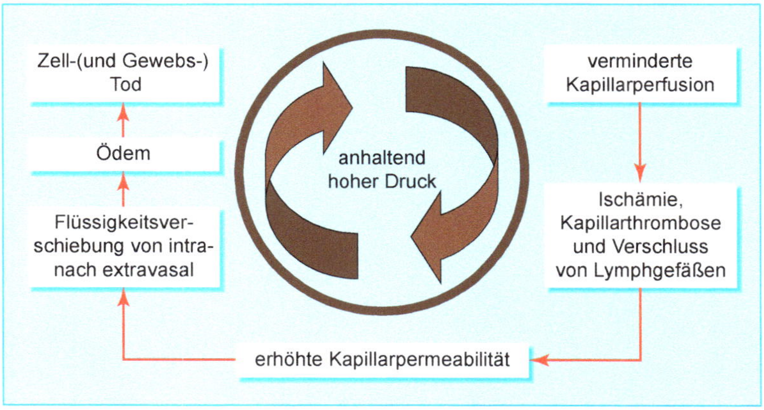

Abb. 4.2 Pathophysiologie der Dekubitus-Entstehung

Die meisten Dekubitalgeschwüre sind vermeidbar.

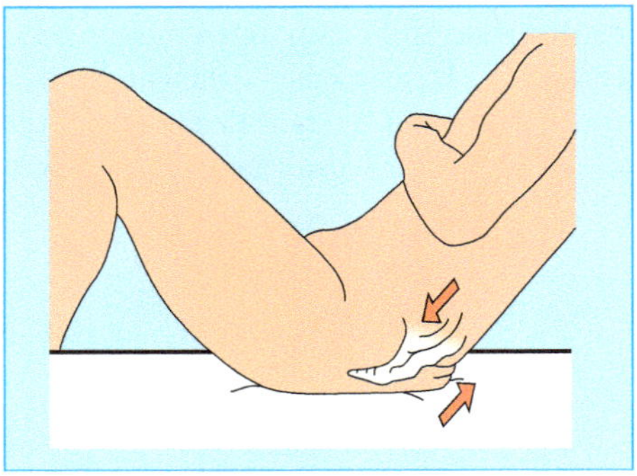

Abb. 4.3 Scherkräfte entstehen, wenn ein Patient im Bett hinabrutscht

Reibung entsteht an zwei einander berührenden Oberflächen, die sich in entgegen gesetzter Richtung bewegen. Reibungskräfte, z. B. zwischen Haut und Betttuch, können intraepidermale Blasen hervorrufen, die ihrerseits zu oberflächlichen Hauterosionen führen können sowie zur Neuentstehung oder Verschlimmerung von Druckgeschwüren. Solche Kräfte entstehen, wenn ein Patient mit nackter Haut über ein Bettlaken gezogen (anstatt gehoben) wird oder bei nicht passenden, scheuernden Prothesen und Schuhen.

Eine ausgesprochen feuchte Umgebung, die beispielsweise durch Schwitzen, Harn- bzw. Stuhlinkontinenz oder starke Wundsekretion bedingt sein kann, verschlimmert die verheerenden Folgen von Druck, Reibung und Scherkraft. Sie bewirkt eine Mazeration der umliegenden Hautareale, wodurch diese Faktoren umso mehr zum Tragen kommen. Reibung und Feuchtigkeit wirken sich am schlimmsten aus an Stellen mit hohem Druck; Feuchtigkeit verstärkt die schädigende Wirkung der Reibung um das Fünffache.

Klassifizierung

Unter den verschiedenen Schemata, die zur Klassifizierung von Druckulzerationen entwickelt wurden, fällt dasjenige des EPUAP durch eine einfache, vierstufige Einteilung auf. Doch auch dieses Schema ist nicht ideal, ebenso wenig wie alle anderen. So ist beispielsweise Grad 1 einer Ulzeration nach EPUAP bei Menschen mit dunklerer Hautfarbe möglicherweise schwer zu erkennen. Schorf (eingetrocknetes, schwarzes, hartes, abgestorbenes Gewebe) über einem Geschwür macht eine genaue Einteilung unmöglich. Oft ist angrenzendes Gewebe unterminiert oder weist Fisteln auf; beides kann sowohl die Einteilung als auch die Behandlung eines Geschwürs beeinträchtigen.

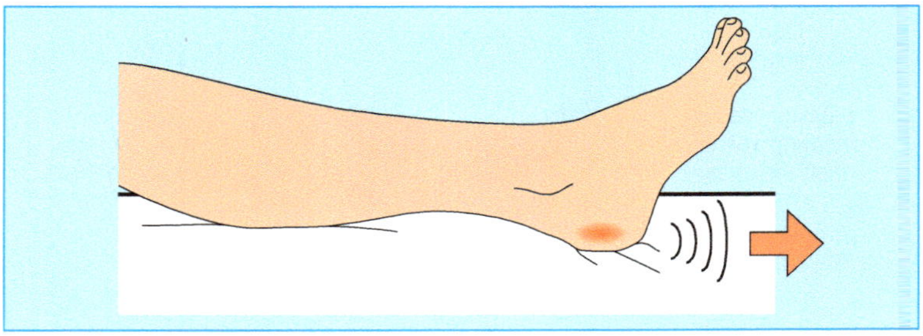

Abb. 4.4 Reibungskräfte entstehen z. B., wenn ein Patient über das Leintuch gezogen wird

Tab. 4.1 Klassifikation der Druckgeschwüre nach dem Schweregrad*

- Grad 1: nicht wegdrückbares Erythem der intakten Haut; Verfärbung, Überwärmung, Induration oder Verhärtung der Haut können auch als Indikatoren gelten, insbesondere bei Menschen mit dunkler Hautfarbe.
- Grad 2: oberflächlicher Hautdefekt, betrifft die Epidermis bzw. die Dermis; imponiert als ein oberflächliches Geschwür, das klinisch von einer Abschürfung (Abrasio) oder Blase herrührt.
- Grad 3: alle Hautschichten erfassender Hautdefekt, mit zusätzlichen Schäden bzw. Nekrosen des Subkutangewebes (kann bis zur darunter liegenden Faszie reichen).
- Grad 4: ausgedehnte Zerstörungen, Gewebsnekrosen, Schäden an Knochen, Muskeln, und dem Stütz- und Bandapparat (mit oder ohne alle Hautschichten erfassenden Hautdefekt).

*gemäß Definition des EPUAP

Prävention und Behandlung von Druckgeschwüren

Risikofaktoren

Das Alter an sich ist kein Risikofaktor für Druckgeschwüre; vielmehr sind es die im Alter auftretenden Gesundheits-Störungen, die zu Druckgeschwüren prädisponieren. Hierzu zählen Hüftfrakturen, Harn- und Stuhlinkontinenz, Rauchen, Hauttrockenheit, chronische Systemerkrankungen sowie unheilbare Krankheiten im Endstadium. Die Auswirkungen sämtlicher Risikofaktoren sollten durch eine optimale Behandlung minimiert werden.

Immobilität (das Unvermögen, sich ohne fremde Hilfe wieder in die richtige Position zu bringen) und eingeschränkte körperliche Aktivität sind vermutlich die beiden Hauptrisikofaktoren für Druckgeschwüre; sie können verschiedene Ursachen haben. Ältere Menschen sind besonders von Mobilitätsdefiziten betroffen. Sensibilitätsstörungen beeinträchtigen die Wahrnehmung von Unbehagen und Schmerzen in Zusammenhang mit anhaltendem lokalem Druck, sodass die Patienten sich seltener umlagern.

Bettlägerig oder an einen Rollstuhl gebunden zu sein, erhöht deutlich das Risiko zur Bildung eines Druckgeschwürs: Zur Druckentlastung sollte geeignetes Polster-Material angewandt werden. Patienten mit spastischen Lähmungen können von Physiotherapie oder Medikamenten (z. B. Baclofen®), Nervenblockaden oder auch chirurgischen Eingriffen profitieren. Vorsicht ist geboten bei der Anwendung von Sedativa, Analgetika und Mitteln, die die Haut-Durchblutung beeinflussen, wie etwa Antihypertensiva (z. B. Nifedipin®).

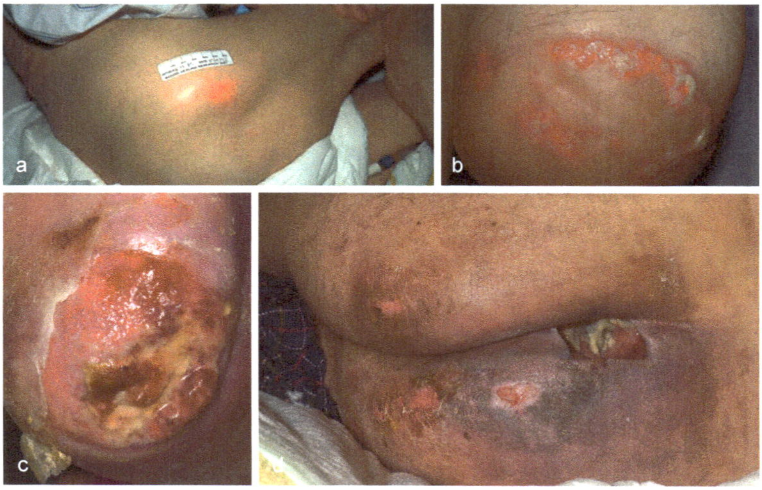

Abb. 4.5 a – d Grad-1-Dekubitus über dem Trochanter majus (a); Grad-2-Dekubitalgeschwüre am Amputationsstumpf aufgrund einer unpassenden Prothese (b); Grad-4-Dekubitus über dem Kreuzbein (mit Grad-2-Dekubitus am Gesäß) (d); Grad-3-Dekubitus an der Außenseite des Kalkaneus (c)

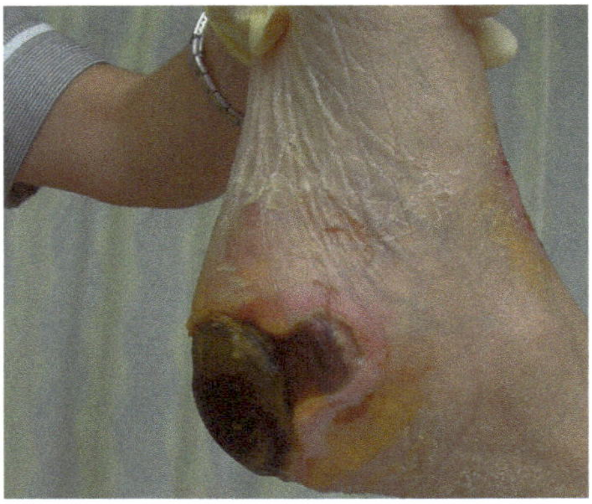

Abb. 4.6 Die Hautnekrose (Eschar) über dem Dekubitus am Kalkaneus verhindert eine genaue Beurteilung des Schwergrades

Tab. 4.2 Risikofaktoren für Dekubitalgeschwüre*

- akute Erkrankung: Erhöhter Grundumsatz und Sauerstoffbedarf beeinträchtigen die Gewebe
- Alter: chronische Krankheiten, zerebrovaskuläres Ereignis, gestörte Ernährung, Bettlägerigkeit oder Rollstuhlpflichtigkeit, Stuhlinkontinenz, Oberschenkelhalsfraktur
- Bewusstseinslage: akute oder chronische Erkrankung, Medikamente (Sedativa, Analgetika, Anästhetika)
- eingeschränkte Mobilität oder Immobilität: zerebrovaskuläres Ereignis, Rückenmarksverletzung (Hemiparese, Paraparese, Tetraplegie), Spastizität, Arthritis, orthopädische Beschwerden (besonders Oberschenkelhalsfraktur), bettlägerige oder rollstuhlpflichtige Patienten
- Sensibilitätsstörungen: Neuropathien (z. B. bei Diabetes), vermindertes Bewusstsein, Medikamente, Rückenmarksverletzungen
- schwere chronische Krankheit oder Finalstadium: Diabetes, chronisch-obstruktive Lungenkrankheit, chronische kardiovaskuläre Krankheit
- vaskuläre Erkrankung: Rauchen, Diabetes, PAVK, Anämie, Antihypertensiva
- Malnutrition oder Dehydratation (z. B. bei dialysepflichtiger Niereninsuffizienz)
- Dekubitalgeschwüre in der Vorgeschichte

* auf der Basis der NICE-Leitlinien zur Dekubitusvermeidung

Es besteht ein Zusammenhang zwischen dem Grad der Fehlernährung und dem Ausmaß und dem Schweregrad der Druckulzeration. Unterernährung verlangsamt den Heilungsprozess. Ernährungsbedingte Risikoindikatoren für Druckgeschwüre sind unter anderem: eine Gewichtsabnahme in jüngster Vergangenheit, eine verminderte Hautfaltendicke über dem Trizepsmuskel sowie eine Lymphozytopenie ($< 1,8 \times 10^9$). Die Serumalbumin-Konzentration kann als Surrogatmarker betrachtet werden, obwohl Albumin aufgrund seiner relativ langen Halbwertzeit den Ernährungszustand nicht akkurat widerspiegelt. Bessere, weil empfindlichere Indikatoren sind die Serumkonzentration von Präalbumin und Transferrin, die jedoch nicht routinemäßig untersucht werden.

Risikobestimmung

Für die Identifikation von Patienten, die für Druckgeschwüre besonders anfällig sind, ist es hilfreich, die Risikofaktoren systematisch zu erfassen. Diese gefährdeten Personen sollten regelmäßig untersucht werden, wobei Skalen zur Risikobestimmung die klinische Beurteilung ergänzen, nicht aber ersetzen sollten. Derzeit werden verschiedene solcher Skalen verwendet, die sich hinsichtlich der in Betracht gezogenen Risikofaktoren jedoch unterscheiden. Die Leitlinien des britischen National Institute for Health and Clinical Excellence (NICE) geben vor, dass bei der Verordnung von druckentlastenden Geräten auch finanzielle Überlegungen in Betracht gezogen werden sollten, sowie eine ganzheitliche Einschätzung des Individuums und nicht nur die Risiko-Skalen (das deutschen Pendant zum NICE, das Institut für Qualität und Wirtschaftlichkeit im Gesundheitswesen, IQWiG, wurde noch nicht mit dieser Problematik befasst, Anm. d. Übers.).

- Risikograd/Gefährdungsgrad identifizieren
- Haut beurteilen
- Komfort
- allgemeiner Gesundheitszustand
- Lebensgewohnheiten und -fähigkeiten
- notwendige intensivmedizinische Behandlung
- Akzeptanz des Druckentlastungsapparates durch Patient und Betreuer

Tab. 4.3 Empfehlungen des NICE zur holistischen Beurteilung von Patienten, die eine apparative Druckentlastung zur Dekubitusprophylaxe benötigen

Druckentlastung

Die regelmäßige Inspektion der Haut von Risikopatienten sollte insbesondere auf Hautpartien im Umfeld von Knochenprominenzen ausgerichtet sein. Übermäßige Feuchtigkeit, die beispielsweise von Harn- oder Stuhlinkontinenz, Schweißbildung oder Wundsekret herrührt, sollte minimiert werden. Bettlägerige Patienten sollten mindestens alle zwei Stunden umgelagert werden, wobei sich diese Häufigkeit nach der Beschaffenheit des verwendeten Entlastungsmaterials sowie nach dem Risikograd des Patienten richtet.

Die meisten Krankenhaus-Patienten werden auf Standardmatratzen gepflegt. Risikopatienten benötigen jedoch unter Umständen eine „statische“ Druckentlastungsmatratze oder einen elastischen Matratzenaufsatz, der nicht „durchgesessen“ werden kann, also mindestens 2,5 cm dick ist.

Dynamische Matratzen, Luftpolstermatratzen und dynamische Aufsätze gewährleisten eine zyklisch alternierende Druckentlastung. Sie eignen sich für Hochrisikopatienten und zwar auch für solche, bei denen der Druck-Kontakt mit der Matratze nicht völlig vermieden werden kann, bzw. für Patienten mit sehr großen, multiplen oder nicht abheilenden Ulzerationen.

Unmittelbarer Kontakt von Knochenprominenzen, z. B. bei seitlich aufeinander liegenden Knien, sollte durch Kissen oder Schaumkeile vermieden werden. Übermäßig starker Druck auf die Fersen sollte mithilfe von druckentlastenden Vorrichtungen vermieden werden. Der Patient sollte nicht auf dem Trochanter gelagert werden. Druck und Reibung können minimiert werden, indem man das Kopfende des Bettes in einem Winkel von weniger als 30° einstellt und entsprechende Hebevorrichtungen verwendet, anstatt den Patienten bei Transport und Umlagerung über das Leintuch zu ziehen.

Solange Risikopatienten auf einem Stuhl oder Rollstuhl sitzen, sollten sie ein druckminderndes Kissen verwenden, welches das Gleichgewichthalten und ein bequemes Sitzen ermöglicht. Der Patient sollte dazu angeregt werden, seine Position alle 15 bis 30 Minuten zu wechseln. Wer dazu von sich aus nicht in der Lage ist, sollte zumindest einmal stündlich umgesetzt werden. Ringkissen sollten nicht verwendet werden, zumal sie das Risiko einer Ulzeration eher erhöhen als abwenden.

- Eine unterstützende Beratung zur richtigen Ernährung ist wichtig zur Verhinderung und Behandlung von Dekubitalgeschwüren.
- Risikopatienten bzw. Patienten mit bereits entstandenem Dekubitus sollten von einer Diätassistentin beurteilt werden.
- Zusätzliche Ernährung, entweder durch Hilfe beim Essen oder enteral, über eine Nasensonde oder eine perkutane Sonde (PEG), kann erforderlich werden.
- Eventuell müssen zusätzlich Vitamine und Spurenelemente verabreicht werden.
- Eine ausreichende Flüssigkeitszufuhr ist essentiell.

Tab. 4.4 Ernährungsberatung

Tab. 4.5 Minimum an Komponenten, die in Risiko-Beurteilungsskalen eingehen sollten*

- Alter
- Mobilität
- Aktivität
- Bewusstseinsgrad
- Ernährung
- Kontinenz
- Hautzustand
- Krankheitsschwere

*auf Basis der NICE-Empfehlungen von 2003

Tab. 4.6 Komponenten, die in den verschiedenen Risiko-Beurteilungsskalen (Norton, Waterlow, Braden) enthalten sind

Komponente/Risikofaktor	Norton	Waterlow	Braden
Mobilität	ja	ja	ja
Aktivität	ja	nein	ja
Ernährungszustand	nein	ja	ja
Mentaler Zustand	ja	nein	ja
Inkontinenz/Feuchtigkeit	ja	ja	ja
Allgemeinzustand	ja	ja	nein
Erscheinungsbild der Haut	nein	ja	nein
Medikation	nein	ja	nein
Reibung/Scherwirkung	nein	nein	ja
Körpergewicht	nein	ja	nein
Alter	nein	ja	nein
Spezifische prädisponierende Krankheiten	nein	ja	nein
Prolongierte Druckeinwirkung	nein	ja	nein

Nach Flanagan M (J Wound Care 1993; 2: 215–218)

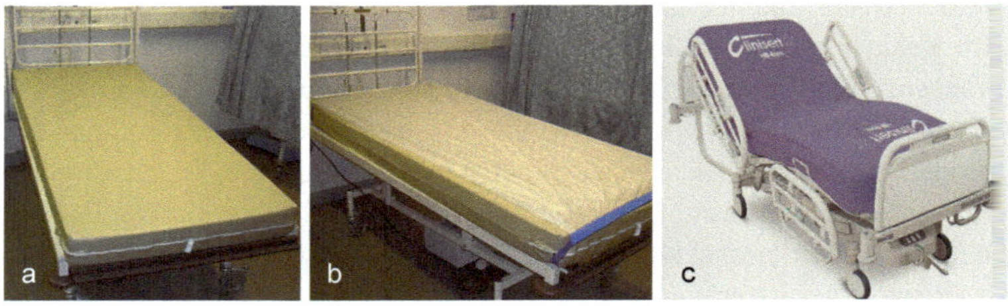

Abb. 4.7 a–c Standard-Krankenhausmatratze (a), einfache (Repose®) Antidekubitus-Matratzenauflage (b), statische Antidekubitus-Matratze (c)

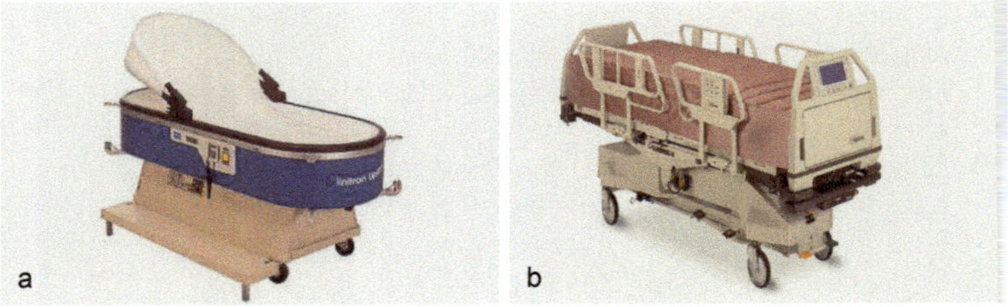

Abb. 4.8 a, b Dynamische Matratze (a). Luft-Wechseldruck-Matratze (b)

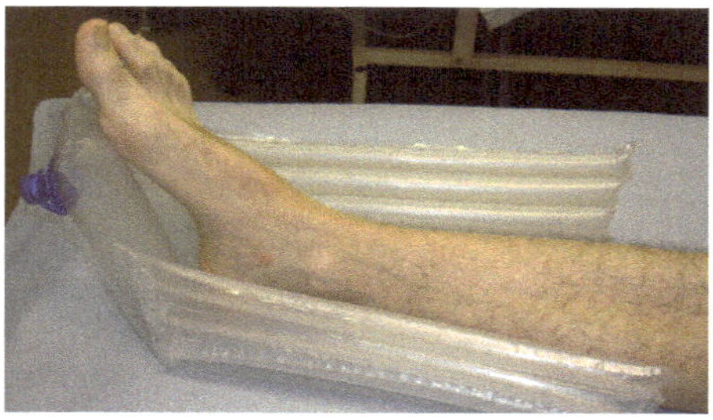

Abb. 4.9 Einfacher (Repose®) Fuß-Protektor

Débridement und Verbände

Nekrotische oder eiternde Druckgeschwüre sollten débridiert werden, um den Heilungsprozess zu fördern und das Stadium der Ulzeration akkurat bestimmen zu können. Abgestorbenes Gewebe kann auf der Bettkante mittels Skalpell („scharf") entfernt werden; dabei kann eine Lokalanästhesie erforderlich sein. Bei großflächigen Druckulzerationen höherer Schweregrade (Grad 3 oder 4) ist eher die professionelle chirurgische Abtragung ratsam. Solche Geschwüre bedürfen eventuell eines plastisch-chirurgischen Eingriffs zur Wiederherstellung der Hautkontinuität. Ansonsten sind Verbände zur Behandlung von Druckgeschwüren angezeigt; daneben können auch Schmeißfliegen-Maden oder Vakuum-Geräte von Nutzen sein (s. Kap. 12; beide Verfahren sind umstritten; Anm. d. Übers.).

Komplikationen

Alle Druckgeschwüre werden von Bakterien besiedelt. Doch nur wenn klinische Zeichen einer Infektion bestehen, sollten mikrobiologische Untersuchungen, eine Bestimmung der Keime und ihrer Antibiotika-Sensitivität veranlasst werden. Eine sekundäre Bakteriämie oder Septikämie sind gefürchtete Komplikationen eines Druckgeschwürs; in beiden Fällen ist die Letalität gesteigert. Antibiotika werden oft empirisch angesetzt, entsprechend der Lage und der Tiefe der Druckulzeration. Eine chronische, indolente, nicht abheilende Wunde

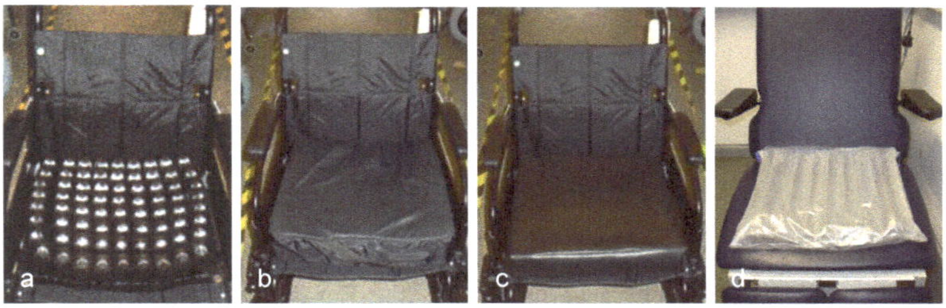

Abb. 4.10 a–d Druckentlastende Sitzkissen

Tab. 4.7 Für Dekubitalgeschwüre geeignete Wundauflagen, nach Grad des Dekubitus

Grad	Wundauflage
Grad 1, Grad 2 mit geringer Sekretion	semipermeable Folie
Grad 2–3, nicht infiziert, mit geringer Sekretion	Schäume
Grad 2–4 mit geringer bis mäßiger Sekretion	Hydrogele
Grad 3–4 mit geringer bis mäßiger Sekretion	Hydrokolloide
Grad 2–4 mit mäßiger bis starker Sekretion	Alginate, Hydrofasern

kann ein Hinweis darauf sein, dass sich darunter eine Osteomyelitis entwickelt hat, deren Flora oftmals gramnegativ oder anaerob ist (Behandlung einer Infektion s. Kap. 10). In seltenen Fällen kann infolge einer chronischen Druckulzeration eine Amyloidose auftreten oder das Geschwür maligne entarten.

Literatur

Brem H, Jacobs T, Vileikyte L, Weinberger S, Gibber M, Gill K, et al. Wound-healing protocols for diabetic foot and pressure ulcers. Surg Technol Int 2003; 11: 85–92.

Brem H, Lyder C. Protocol for the successful treatment of pressure ulcers. Am J Surg 2004; 188(Suppl 1A): 9–17.

Cherry GW, Hughes MA, Ferguson MWJ, Leaper DJ. Wound healing. In: Morris DJ, Woods WC, eds. Oxford textbook of surgery. 2nd ed. Oxford: Oxford University Press, 2001.

Clark RAF. The molecular and cellular biology of wound repair. 2nd ed. New York: Plenum Press, 1998.

Cullum N, McInnes E, Bell-Syer SE, Legood R. Support surfaces for pressure ulcer prevention. Cochrane Database Syst Rev 2004; (3): CD001735.

European Pressure Ulcer Advisory Panel. Pressure ulcer prevention guidelines. www.epuap.org/glprevention.html

Glat PM, Longaker MT. Wound healing. In: Aston SJ, Beasley RW, Thorne CHM, eds. Grabb and Smith's plastic surgery. 5th ed. Philadelphia, PA: Lippincott-Raven, 1997.

Langer G, Schloemer G, Knerr A, Kuss O, Behrens J. Nutritional interventions for preventing and treating pressure ulcers. Cochrane Database Syst Rev 2003; (4): CD003216.

Pressure relieving devices. Clinical guidelines. 2003. www.nice.org.uk.

Pressure ulcer management. Clinical guidelines. 2005. www.nice.org.uk.

KAPITEL

5

David J. Leaper, Keith G. Harding*

Verletzungsbedingte und chirurgische Wunden

Die Geschichte der Versorgung von verletzungsbedingten (traumatischen) und chirurgischen Wunden hat bizarre Aspekte: Bei verwundeten Fußsoldaten in der Schlacht von Crécy/Frankreich (1346) sollten Spinnweben die Blutungen stillen. Zweihundert Jahre später war bei Amputationen siedendes Öl zur primären Wundversorgung üblich; im Gegensatz zu seinen Zeitgenossen benutzte der bedeutende Chirurg Ambroise Paré (1510 – 1590) hingegen lieber eine Mischung aus Terpentinöl, Rosenwasser und Ei.

Einteilung

Chirurgische Inzisionen schädigen die Gewebe nur minimal. Sie werden mit Präzision ausgeführt, mit den besten Instrumenten, der Möglichkeit sofortiger Blutstillung, unter Anwendung aseptischer und antiseptischer Verfahren und unter Bedingungen, die die Infektionsrisiken minimieren (allzu grobes Vorgehen beim Operieren kann jedoch zu – iatrogenen – Gewebeschäden führen; M. Hansis, 2004; Anm. d. Übers.). Dagegen richten penetrierende (Stich-)Verletzungen, auch wenn sie nur geringen Schaden an oberflächlichen Haut- und Bindegeweben verursachen mögen, in der Tiefe beträchtliche Schädigungen an Nerven, Blutgefäßen und inneren Organen an.

Lazerationen entstehen, wenn ein Trauma stärker ist als der innere Zusammenhalt des Gewebes; ein Beispiel ist die Hautzerreißung über einer knöchernen Vorwölbung wie etwa der Kopfhaut über dem Schädel. Der Gewebeschaden kann sich in Grenzen halten. Eine primäre Wundnaht (s. u.) kann möglich sein. Es können aber auch sterile Pflastersteifen (z. B. Omnistrip®, Steristrip®) bei Platzwunden zum Wundverschluss ausreichen, zum Beispiel am Schienbein. Solche Strips können sogar bevorzugt werden, da das Vernähen die Gewebespannung in der natürlichen Schwellungs- und Entzündungsphase der Wundheilung weiter erhöht und damit auch die Gefahr des Gewebsuntergangs.

Kontusionen sind ausgedehnte Gewebequetschungen, die durch stumpfe Gewalteinwirkung (Stoß oder Schlag) hervorgerufen werden. Die Hautoberfläche scheint zunächst unverändert und intakt zu sein (sie kann in der Folge nekrotisch werden!), das darunter liegende Subkutangewebe bzw. Muskelgewebe kann gleichzeitig jedoch schwer geschädigt sein und große Einblutungen aufweisen. Derartige Hämatome können nach außen entleert werden, wenn sie unter nekrotischer Haut fluktuieren und nicht zu tief liegen. Mittels Ultraschall oder MRT (Kernspintomographie) lässt sich feststellen, ob sich ein Hämatom auf diese Weise nach außen ableiten lässt. Ausgedehnte Quetschungen können sich infizieren, daher sollte eine Antibiotikaprophylaxe bei offenen Wunden stets in Betracht gezogen werden; es kann sich ein Kompartmentsyndrom entwickeln, das eine Fasziotomie notwendig machen würde, beispielsweise um ein Bein zu retten.

Große, offene Wunden können der „sekundären Wundheilung" überlassen werden, d. h. die Wunde wächst von unten vom Wundgrund nach oben durch schichtweise neu gebildetes Gewebe zu (u. U. mit beträchtlicher Narbenbildung). Je nach Größe des restlichen Defektes kann auch eine zweizeitige Hauttransplantation in Frage kommen. Eine verletzungsbedingte Wunde sollte stets exploriert werden, um auszuschließen, dass Nerven und Gefäße zerstört sind, aber auch, um Fremdkörper und abgestorbenes Gewebe zu entfernen (Débridement).

---

* (D. J. Leaper, K. G. Harding. Traumatic and surgical wounds. BMJ 2006; 332: 532 – 535)

Abrasionen sind oberflächliche Epithelverletzungen (z. B. Hautabschürfungen), die durch Reibungskräfte, Scherkräfte bzw. Kratzeinwirkungen zustande kommen. Bei großer Ausdehnung können Schürfwunden auch mit Flüssigkeitsverlust einhergehen. Schürfwunden sollten gereinigt werden, um das Infektionsrisiko zu minimieren. Oberflächlich gelegene Schmutzpartikel sollten entfernt werden (um unansehnliche „Tätowierungen" zu vermeiden).

Eine Wunde bedeutet die Beschädigung oder Zerstörung eines oberflächlichen Epithels (meist der Haut), kann aber auch mit Beschädigungen oder Zerstörungen im tiefergelegenen Bindegewebe einhergehen, eventuell auch ohne Epitheldefekt.

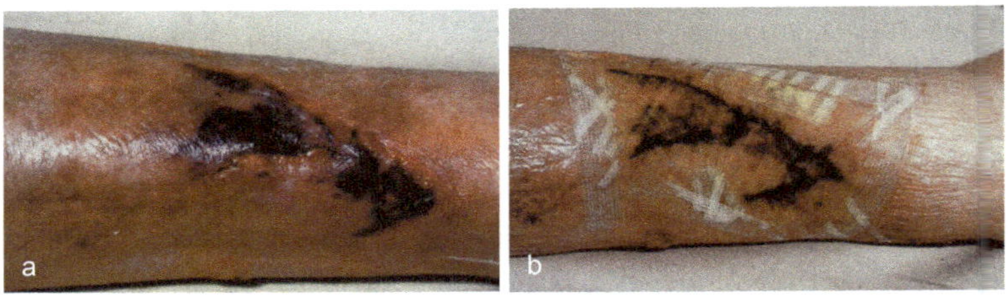

Abb. 5.1 a, b Platzwunde über dem Schienbein (a), mit sterilen Pflastersteifen (Strips) verschlossen (b)

Tab. 5.1 Typische traumatische und chirurgische Wunden

Wundtyp	Resultat	Ursache
Inzision	Penetrierung	chirurgisch (selten, traumatische Verletzung)
Lazeration	Geweberiss	meistens Trauma
Quetschung	umfangreicher Gewebeschaden	meistens Trauma, Haut kann intakt sein
Abrasion	oberflächliche Epithelabschürfung	meistens Trauma
Kombination	meist schwere Verletzungen	lebensbedrohliches (Poly-)Trauma

Wundversorgung

Chirurgische Wunden werden mit Hilfe der Narkosefachleute und der Ausrüstung des Operationssaals unter optimalen Bedingungen gesetzt, im Gegensatz zu verletzungsbedingten Wunden. Oft kommen bei letzteren auch noch schwere innere Verletzungen hinzu, die zunächst eine Triage bzw. Wiederbelebungsmaßnahmen erfordern; erst danach kann die Wundversorgung begonnen werden.

In England sollten Triage und Reanimation nach den „Advanced Trauma Life Support"-Leitlinien des Royal College of Surgeons of England (www.rcseng.ac.uk) durchgeführt werden (nicht frei im Internet abrufbar; s. auch Leitlinie „Polytrauma" der Deutschen Gesellschaft für Unfallchirurgie, www.dgu-online.de; Anm. d. Übers.).

Arterielle Blutungen mit ihrem pulsierenden, hellroten Blutstrom sind leicht zu erkennen, wenn sie äußerlich sind. Sind sie jedoch im Körperinneren verborgen (z. B. bei einer penetrierenden Verletzung der Aorta) können sie zu einem unerwartet starken Blutungsschock führen. Umgehende Exploration mit Verschluss der Blutungsquelle bzw. Ligatur der Arterie kann erforderlich sein. Venöse Blutungen (dunkelrotes, gleichmäßig fließendes Blut) können durch Kompression ausreichend beherrscht werden. Sogar große Venen können spontan aufhören zu bluten, wenn man sie eine Weile abdrückt. Kapilläre Blutungen sickern, sind hellrot und können auch zum Schock führen (wenn sie bei einer schweren Verletzung ausgeprägt sind), eine Gefahr, die nicht unterschätzt werden sollte.

Das Risiko einer Infektion kann bei verletzungsbedingten Wunden durch Reinigung und Débridement, insbesondere durch die Entfernung von avitalem Gewebe und Fremdkörpermaterialien, minimiert werden. Bei starker Verunreinigung ist die prophylaktische Gabe eines Breitband-Antibiotikums angezeigt. Bei so genannten „schmutzigen" chirurgischen Wunden bzw. bei ersten Zeichen einer Wundinfektion wird empfohlen, die Antibiotikabehandlung spezifisch fortzuführen.

Bei verletzungsbedingten Wunden muss eine Tetanusprophylaxe durchgeführt werden, je nach Immunstatus mit parenteral verabreichtem Benzylpenizillin und Tetanus-Toxoid. Der Nutzen einer Antibiotikaprophylaxe bzw. -behandlung bei „sauberen kontaminierten" bzw. „kontaminierten" chirurgischen Wunden ist wissenschaftlich gut belegt. Umstritten ist sie jedoch bei „sauberen" chirurgischen Wunden – doch wird sie trotzdem generell in der Implantationschirurgie angewandt (z. B. bei Hüftgelenks- und Kniegelenks-Endoprothesen, Kunststoff-Gefäßprothesen).

Schusswunden und Wunden durch Explosionen

Wenn die Wunde durch eine Hochgeschwindigkeits-Einwirkung entstanden ist (z. B. bei einer Explosion oder durch ein Geschoss), verursacht dies größere Zerstörungen durch die Verteilung der kinetischen Energie: kinetische Energie = $1/2\ mv^2$, wobei m die Masse und v die Geschwindigkeit des Projektils oder Granatsplitters bezeichnet. Außer schwersten Skelettverletzungen entstehen auf diese Weise Hohlräume in Weichgeweben (z. B. der Hüftmuskulatur), und zwar vor der Spitze des Geschosses im Schusskanal. Diese Weichgewebe werden dann ischämisch, wodurch eine große Austrittswunde entstehen kann. Hinter dem Geschoss entsteht Unterdruck, wodurch Kleidungsbestandteile (Stoff) oder Dreck in die Wunde eingesaugt werden. Zusammen mit der Ischämie stellen diese Verunreinigungen einen idealen Nährboden dar für anaerobe Bakterien (z. B. Clostridium perfringens, Erreger des Gasbrandes).

Solche Wunden müssen so weit débridiert werden, bis man auf vitales Gewebe stößt; sie sollten so lange offen gelassen werden, bis sich gesundes Granulationsgewebe gebildet hat. Wiederholtes Débridement kann nötig sein. Trotz ausgiebigen Débridements kann sich eine Infektion entwickeln, die mit Antibiotika behandelt werden muss. Bei eindeutigen Quetschwunden (Crush-Verletzungen) bzw. bei entsprechendem Verdacht kann eine Fasziotomie systemische Komplikationen – einschließlich einer Infektion – verhindern.

Nach erfolgtem Débridement kann eine zweizeitige Wundnaht gelegt werden, im Sinne einer verzögerten Primärnaht, oder als zweizeitige Sekundärnaht mit oder ohne plastisch-chirurgischen Eingriff (s. Kap. 8). Alternativ kommt die Sekundärheilung in Betracht, falls durch Kontraktion und Epithelisierung der Wunde ein kosmetisch akzeptables Wundheilungs-Ergebnis zu erwarten steht. Bisswunden, von Tier oder Mensch verursacht, werden traditionell auf diese Weise versorgt; möglich ist jedoch auch der primäre Wundverschluss – Débridement, Entfernen avitalen Gewebes und Antibiotikagabe vorausgesetzt.

Verfahren des Wundverschlusses

Vor einem primären Wundverschluss müssen Nahttechnik und -material sowie Nadel-Typ bzw. Verschluss-Gerät sorgfältig ausgewählt werden.

Es gibt eine Reihe von Nahttechniken. Die Haut kann mittels einfacher „Matratzen"-Nähte (Rückstichnaht) zugenäht werden, mit Einzelknopfnähten oder mit fortlaufender Naht. Knoten sollten spannungsfrei, d. h. nicht zu stramm geknüpft werden, damit die entzündungsbedingte, natürliche Schwellung genügend Raum hat und Wundrandnekrosen vermieden werden. Matratzennähte verhindern das Einstülpen der Haut an den Wundrändern und garantieren eine gute Adaptation der tiefer gelegenen Gewebeschichten, was die Gefahr der

Bildung von Hämatomen oder Seromen mindert. Die Intrakutannaht ist die am weitesten verbreitete Technik zum Verschluss chirurgischer Hautwunden, mit guten kosmetischen Ergebnissen. Arteriennähte und Gefäß-Anastomosennähte müssen mit den Wundrändern nach außen gestülpt (evertierend) genäht werden, Darm-Anastomosen dagegen werden konventionell mit eingestülpten Wundrändern (invertierende Naht) genäht.

Eine Staubinde (Tourniquet) muss nur selten bei verletzungsbedingten Blutungen angewandt werden; direktes Abdrücken reicht oft aus, um die Blutung zu beherrschen, und vermeidet irreversible Ischämie und Nervenschäden.

Tab. 5.2 Einteilung chirurgischer Wunden

Wundkategorie	Beispiel	empfohlener Antibiotikaeinsatz
sauber	Leistenbruch-, Varizen-, Brust-OP	keiner
	Implantationschirurgie, orthopädische Endoprothesen, Gefäßprothesen	prophylaktisch
sauber, kontaminiert	elektive Cholezystektomie	prophylaktisch
kontaminiert	elektive kolorektale Eingriffe	prophylaktisch
schmutzig	Abszessdrainage	therapeutisch
	kotige Peritonitis	therapeutisch

5

Verletzungen durch Bombenexplosionen oder Gewehrschüsse sollten nicht zugenäht werden, hauptsächlich wegen des hohen Infektionsrisikos.

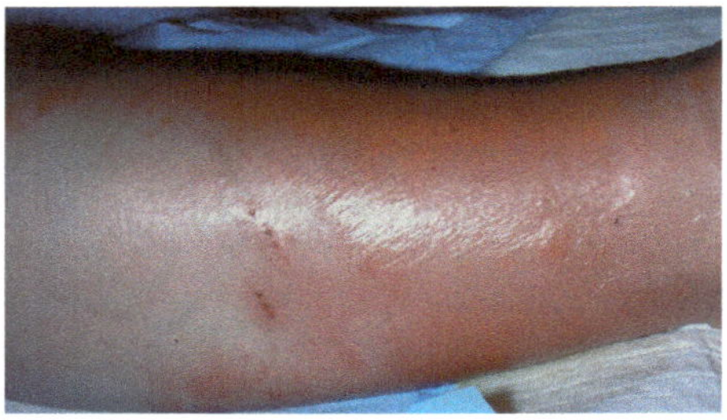

Abb. 5.2 Phlegmone infolge Streptokokkeninfekt als Komplikation einer Beinwunde (Wunde nicht dargestellt)

Tab. 5.3 Wunden, die bevorzugt offen behandelt werden

- stark verschmutzte Wunden (z. B. Laparotomie bei kotiger Peritonitis)
- alte Platz-/Risswunden (> 12–24 Std. nach Trauma, abhängig vom Ausmaß des Schadens)
- Schock (jede Art, meist Blutungsschock)
- avitales Gewebe (lokal schlechte Durchblutung)
- Fremdkörper (exogen oder vorhandenes totes Gewebe)
- kinetische Energie (in Explosions-Wunden, bedeutet Vorhandensein von totem Gewebe und Fremdkörpermaterialien)

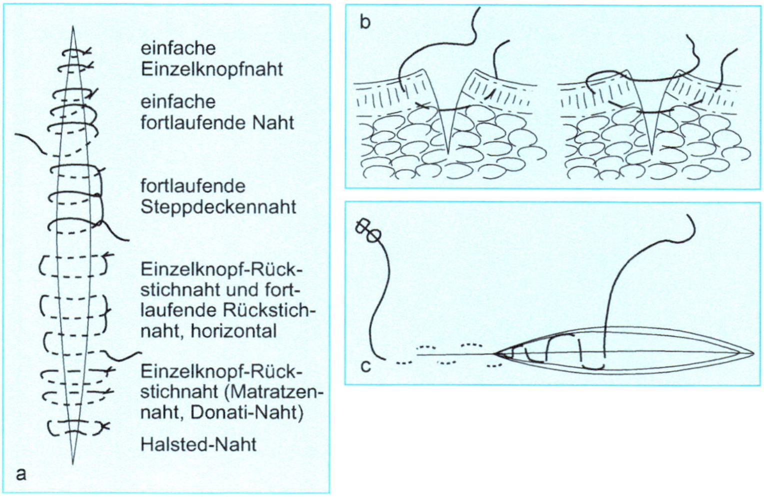

Abb. 5.3 a–c Hautnaht-Techniken (a). Einfache Naht, Rückstichnaht (Matratzennaht) (b). Intrakutannaht (c)

Es ist umstritten, ob es für jede Wunde ein eigenes, ideales Nahtmaterial gibt. Fäden aus resorbierbarem Nahtmaterial (z. B. Polyglaktin oder Polydioxanen) brauchen selbstverständlich nicht gezogen werden. Catgut (aus Tierdarm hergestellter resorbierbarer Faden) sollte heute nicht mehr verwendet werden, denn es ist schlecht verträglich, verursacht erhebliche Fremdkörperreaktionen und begünstigt dadurch Infektionen. Derartige Reaktionen sind bei Verwendung synthetischer Polymere seltener. Nicht-resorbierbare Fäden (z. B. Naturseide oder synthetische Polymere wie Nylon oder Polypropylen) müssen gezogen werden. Monofile Polymere verursachen nur geringe Fremdkörperreaktionen und infolgedessen auch kaum sekundäre (exogene) Infektionen. Dagegen kann Seide ausgeprägte Fremdkörperreaktionen hervorrufen und dadurch das Risiko für Narbenbildung und Stichkanalabszesse erhöhen; Seide ist nicht mehr zu empfehlen.

Metall-Clips (Klammern) und -Staples (Krampen) können alternativ anstelle einer Naht zum Wundverschluss genutzt werden. Obwohl sie entfernt werden müssen, sind die kosmetischen Ergebnisse gut und die Infektionsraten niedrig. Einwegapparate zur Platzierung der Klammern bzw. Krampen sind zwar teuer, ermöglichen aber den raschen Verschluss selbst sehr langer Wunden nach ausgedehnten chirurgischen Eingriffen. Manche dieser „Klammer"-Apparate sind technisch derart hochwertig, dass sie die Sicherheit des chirurgischen Eingriffs erhöhen (z. B. in der Rektum- und Kolon-Chirurgie).

Zum Verschließen oberflächlicher Wunden sind Klebestreifen zweckmäßig. Mit ihnen kann in der Notaufnahmestation die Kopfplatzwunde eines Kindes ohne Anästhesie und Tränen versorgt werden. Klebestreifen beeinträchtigen die Wundschwellung kaum und führen selten zur Infektion. Durchsichtige Klebefolien aus Polyurethan stellen eine Barriere für Infektionserreger dar und werden deshalb auch auf vernähte Wunden aufgeklebt. Beliebt sind auch Acryl-Klebstoffe zum Verschließen von Wunden insbesondere der Kopfhaut (vorher sollte allerdings das betreffende Areal rasiert werden). Fibrinkleber sind relativ teuer, ermöglichen aber einen raschen Wundverschluss.

Moderne Nahtmaterialien werden in sterilen Einwegpackungen angeboten, mit Fäden, die an Hohlnadeln angeschweißt sind (= atraumatische Nadeln). Atraumatische Nähte/Nadeln sind gewebeschonender als mehrfach verwendbare Nadeln mit Ösen, in die der Faden erst eingefädelt werden muss und die wegen der Öse größere Einstichlöcher verursachen.

Wann ein Faden entfernt werden kann, hängt von der Lokalisation der Wundnaht ab. Wie vernähte Wunden verbunden werden sollen, wird kontrovers diskutiert. Durchsichtige Polyurethanfolien ermöglichen die ungehinderte Inspektion der Naht und hemmen das Eindringen von Bakterien.

Tab. 5.4 Wann sollen nicht-absorbierbare Fäden gezogen werden?

Lokalisation der Naht	Zeitraum
Kopf und Gesicht	3 – 4 Tage
Arm	7 Tage
Bein	7 – 10 Tage
Stamm	10 – 14 Tage

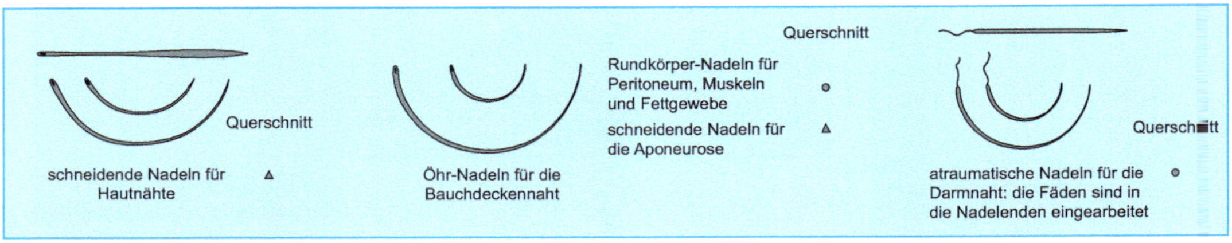

Abb. 5.4 Verschiedene Nadel-Typen für unterschiedliche Eingriffe. Gerade Nadeln und alle mit der Hand (und nicht mit dem Nadelhalter) zu führende Nadeln werden nicht mehr empfohlen, weil sie ein hohes Verletzungsrisiko für den Operateur bedeuten (und damit für eine Virusübertragung). Allenfalls können abgestumpfte Nadel (z. B. zum Vernähen der Abdominalfaszie) verwendet werden.

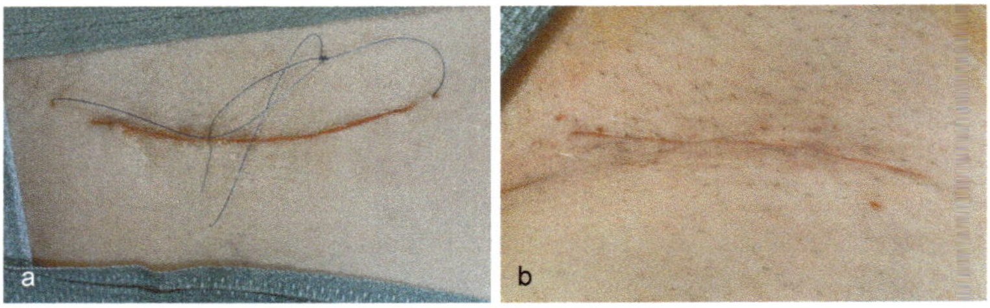

Abb. 5.5 a, b Intrakutannaht mit Polypropylenfaden (a). Intrakutannaht mit Polyglaktinfaden (b)

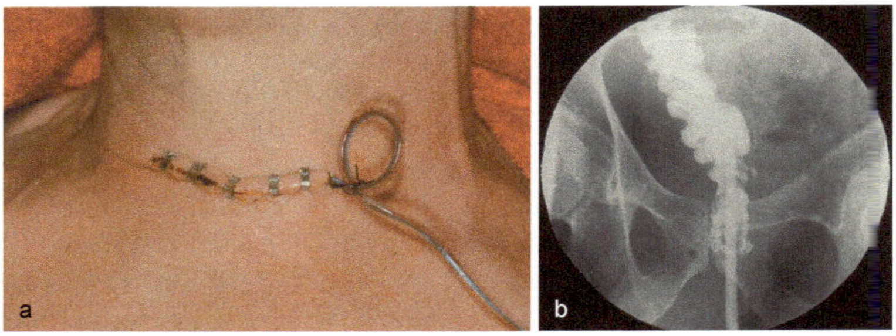

Abb. 5.6 a, b Inzision am Hals, mit Hautklammern verschlossen (a). Röntgenbild mit Darstellung einer geklammerten Anastomose bei tiefer vorderer Kolonresektion; der Gastrografin-Einlauf zeigt, dass die Anastomose dicht ist (keine Leckage) (b)

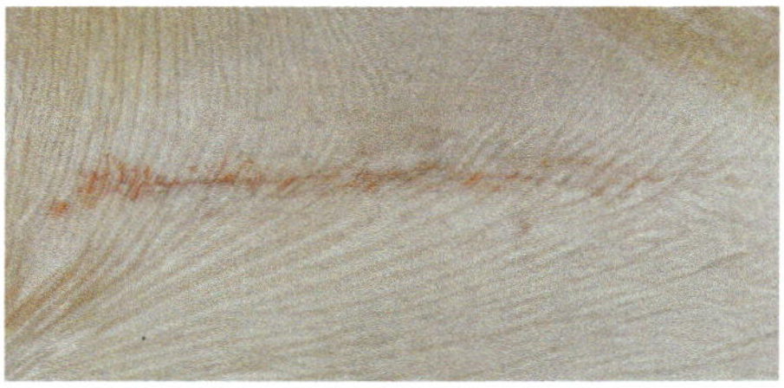

Abb. 5.7 Polyurethanfolie auf einer Wunde mit Intrakutannaht

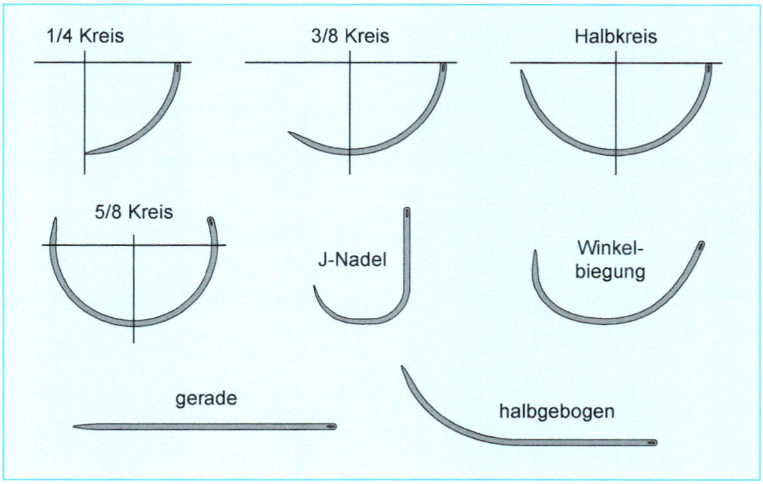

Abb. 5.8 Verschiedene Nadelformen zum Verschließen chirurgischer und verletzungsbedingter Wunden

Schweißdrüsenabszess und Pilonidalfistel

Hidradenitis suppurativa (Schweißdrüsenabszess) ist eine Infektion der Schweißdrüsen, vorwiegend der Achseln und der Leistengegend. Eine Pilonidalfistel ist eine (abszedierende) Infektion, die durch eingewachsene Haare hervorgerufen wird, vorwiegend in der Gesäßfurche.

Wenn durch mehrmalige Drainage die Abszesse nicht saniert werden können, sollten sie komplett exzidiert werden. Der entstehende Hautdefekt wird gewöhnlich der Sekundärheilung überlassen und mit Polymer-Schaum verbunden. Nachdem die Wunde sich kontrahiert (und infolgedessen verkleinert) hat, können Verbände mit topischer antimikrobieller Wirkung (z. B. mit Jod- oder Silber-Imprägnierung) verwendet werden. Die Exzisionswunden können jedoch auch mittels plastischer Deckung versorgt werden (durch Hauttransplantation oder Verschiebelappen-Plastik), sowohl zum primären Wundverschluss oder auch zur Sanierung bei schlechter (oder fehlender) Heilungstendenz. In letzterem Fall können Infektionen mit gramnegativen bzw. anaeroben Keimen beteiligt sein, die prolongierter gezielter Antibiotikabehandlung bedürfen.

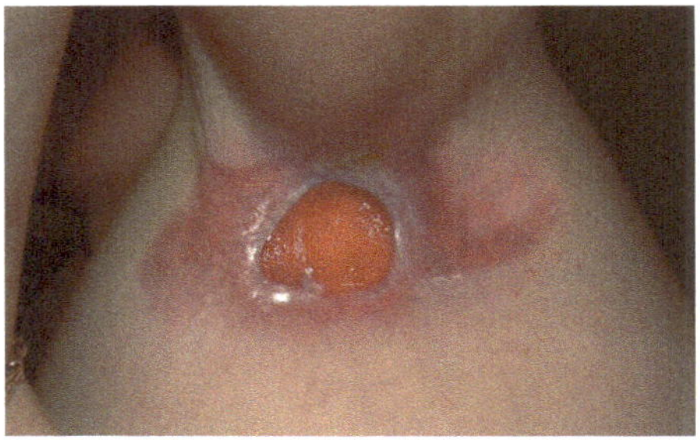

Abb. 5.9 Achsel-Wunde nach Exzision eines Schweißdrüsenabszesses

Literatur

Bales S, Harding K, Leaper DJ. An introduction to wounds. London: Emap Healthcare, 2000.
Hansis M. Ursachen der postoperativen und posttraumatischen Infektion. In: Hirner, Andreas/ Weise, Kuno (Hrsg.). Chirurgie-Schnitt für Schnitt. Lehrbuch der Chirurgie. Georg Thieme Verlag Stuttgart/New York, 2004; Seite 356–365.
Leaper DJ, Harding KG, eds. Wounds: biology and management. Oxford: Oxford Medical Publications, 1998.

Leaper DJ, Harding KG, Phillips CJ. Management of wounds. In: Johnson C, Taylor I, eds. Recent advances in surgery. 25th ed. London: Royal Society of Medicine, 2002.
Leaper DJ, Low L. Surgical access: incisions and the management of wounds. In: Kirk RM, Ribbons WJ, eds. Clinical surgery in general. 4th ed. Edinburgh: Churchill Livingstone, 2004.
Leaper DJ. Basic surgical skills and anastomoses. In: Russell RCG, Williams NS, Bulstrode CJK, eds. Bailey and Love's short practice of surgery. 24th ed. London: Arnold, 2004.
Sedlarik KM (Hrsg.). Wundheilung. 2. wesentlich erweiterte und völlig überarbeitete Auflage. Gustav Fischer Verlag, Jena-Stuttgart, 1993.
Téot L, Banwell PE, Ziegler UE, eds. Surgery in wounds. Berlin: Springer, 2004.

Interessenkonflikte

David J. Leaper hat von Merck Sharp and Dohme Forschungsförderung für seine Gruppe und von Ethicon für Beratertätigkeit und die Herstellung eines Lehrfilms Honorare erhalten.

KAPITEL

6

Girish Patel, Joseph E. Grey, Keith G. Harding*

Ungewöhnliche Ursachen für Geschwüre

In diesem Kapitel werden einige der selteneren Ursachen von Geschwüren beschrieben. Hierzulande seltene Ursachen, die aber in Entwicklungsländern durchaus nicht ungewöhnlich sind, z. B. Lepra, Pilzinfektionen, Buruli-Geschwür (Infektion mit Mycobacterium ulcerans) oder Ulzerationen bei Kaposi-Sarkom, werden nicht diskutiert.

Entzündliche Erkrankungen

Chronisch entzündliche Systemerkrankungen können Geschwüre hervorrufen bzw. ihre Heilung beeinträchtigen, und zwar sowohl unmittelbar als auch mittelbar, als Folge der zu ihrer Behandlung verwandten Medikamente; die Entstehung von Geschwüren ist daher bei vielen Bindegewebserkrankungen (z. B. Sklerodermie) nichts Ungewöhnliches. Bei etwa 10% der Patienten mit rheumatoider Arthritis entwickeln sich oft sehr schmerzhafte Hautgeschwüre. Außer durch die Grunderkrankung sowie durch die toxische Wirkung mancher Medikamente zu deren Behandlung ist die Wundheilung gestört durch Anämie, Hautatrophie, Ödem, Deformität, Neuropathie, Mikrozirkulationsstörung oder lokale Faktoren. Begleiterkrankungen wie Vaskulitis oder Pyoderma gangraenosum können ebenfalls Geschwüre hervorrufen.

Bei der rheumatoiden Arthritis ist es typisch, dass sich, von starken Schmerzen begleitet, Geschwüre sehr rasch ausbilden oder vergrößern; Anheben oder Absenken des Beines bessert die Schmerzen nicht! Weitere Begleiterscheinungen sind Fieber, Unwohlsein, Gelenk- und Muskelschmerzen. Die Geschwüre können multifokal bzw. an untypischen Stellen auftreten und haben gespannte und/oder livide bzw. rötlich entzündete Ränder.

- rheumatoide Arthritis
- systemischer Lupus erythematodes
- Sklerodermie
- Dermatomyositis
- Sjögren-Syndrom
- Behçet- Syndrom

Tab. 6.1 Bindegewebserkrankungen, die mit Geschwüren einhergehen

Pyoderma gangraenosum

Typisch für das Pyoderma gangraenosum ist, dass Läsionen dort entstehen, wo zuvor ein Trauma stattgefunden hatte (z. B. eine Venenpunktion). Chirurgisches Débridement verschlimmert nicht selten eine Ulzeration bei Pyoderma gangraenosum. „Pyoderma gangraenosum" ist eine klinische Diagnose; die Histologie kann charakteristische Auffälligkeiten zeigen. Oft geben die Patienten an, zunächst an der Stelle des späteren Geschwürs ein Knötchen mit rotem Hof bemerkt zu haben oder eine schmerzhafte Pustel, die schließlich rup-

* (G. Patel, J. E. Grey, K. G. Harding. Uncommon causes of ulceration. BMJ 2006; 332: 594–596)

turiert und ulzeriert sei. Das Ulkus selbst hat einen typischen rot-lividen Rand, der etwas übersteht. Der Wundgrund reicht oft bis auf die Muskulatur und ist eitrig belegt. In mehr als der Hälfte der Fälle findet sich bei Pyoderma gangraenosum eine aktive oder inaktive chronisch-entzündliche Grunderkrankung, z. B. eine chronisch-entzündliche Darmerkrankung, eine seronegative rheumatoide Arthritis oder eine lymphoproliferative Erkrankung. Die Behandlung des Pyoderma gangraenosum erfolgt gewöhnlich mit Immunsuppressiva.

Necrobiosis lipoidica

Necrobiosis lipoidica manifestiert sich vorwiegend mit gelblichen, atrophischen Plaques am Schienbein, oft in Verbindung mit Diabetes mellitus. Insbesondere infolge von Mikrotraumata neigen die Plaques zu Ulzerationen; diese heilen typischerweise nur sehr langsam ab, verursachen Schmerzen und können durch Infektionen verschlimmert werden. Bei guter Wundbehandlung (u. U. unterstützt durch Kortikosteroide, die auf die umgebenden Plaques aufgetragen werden) verheilen solche Geschwüre schließlich doch. Kompressionsstrümpfe sind sowohl der Behandlung als auch der Prophylaxe dienlich. Sie schützen die Haut am Schienbein gegen Traumatisierung.

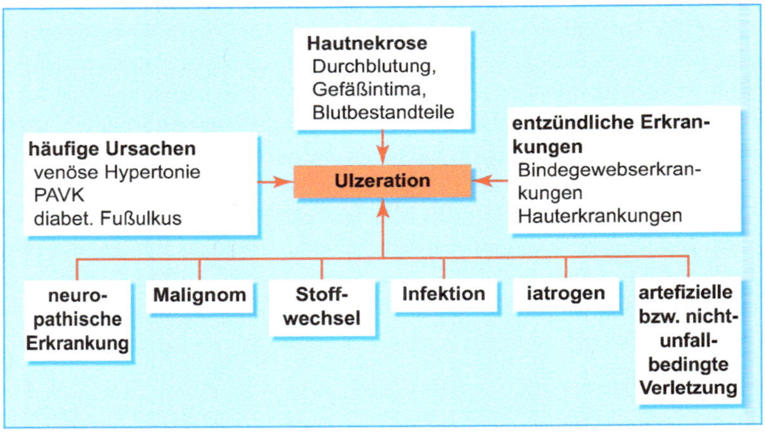

Abb. 6.1 Ursachen und klinische Zuordnung von Geschwüren

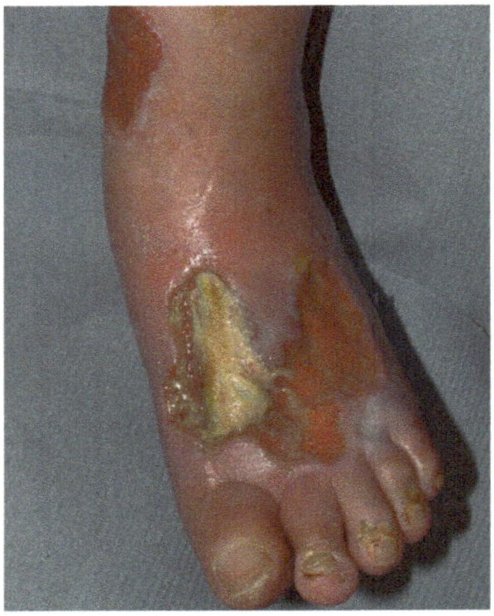

Abb. 6.2 Rheumatoide Arthritis mit Ulkus am Fußrücken (mit freiliegenden Sehnen) und am Innenknöchel; solche Geschwüre haben einen flachen, irregulären Randsaum

Geschwüre bei Bindegewebserkrankungen können eine Behandlung mit Immunsuppressiva einschließlich Steroiden und/oder Zytostatika erfordern.

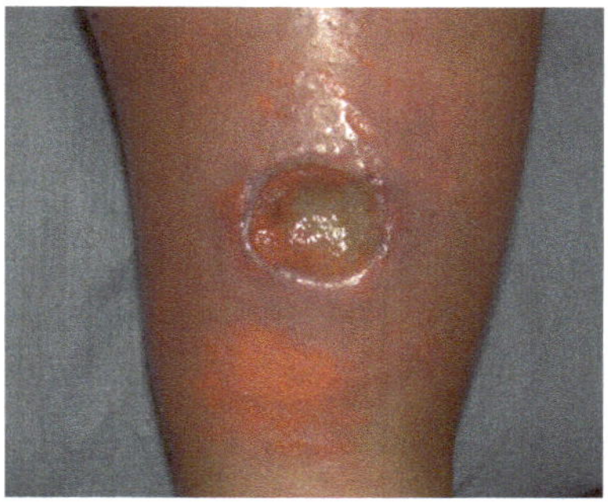

Abb. 6.3 Pyoderma gangraenosum an der Rückseite des Unterschenkels (beachte auch die allergische Hautreaktion auf die Wundauflage in der Umgebung des Geschwürs)

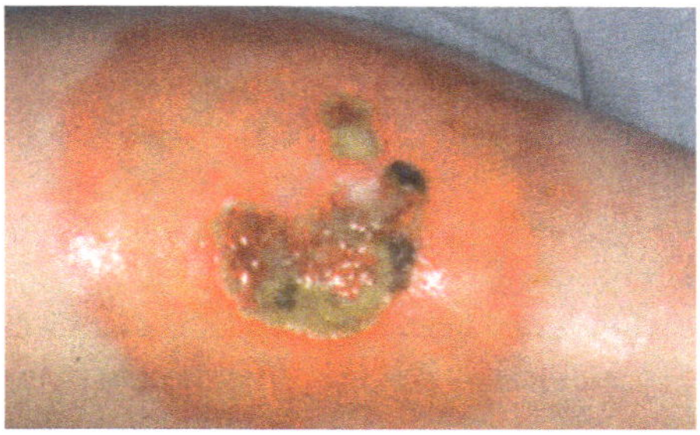

Abb. 6.4 Necrobiosis lipoidica mit komplizierendem zentralen Ulkus

Hautnekrosen

Eine Hautnekrose ist die Manifestation eines Gewebsuntergangs durch akute Ischämie, oft infolge eines Gefäßverschlusses. Das Muster des Gewebsuntergangs richtet sich nach der Größe der beteiligten Blutgefäße. Bereits in den 1860er Jahren erkannte Rudolf Virchow: die drei Komponenten der Bildung eines Thrombus seien eine Störung des Blutflusses, eine Störung der Gefäßintima und eine Störung der Blutzusammensetzung. Diese so genannte Virchow-Trias stellt den Rahmen für die weiteren Erörterungen der Ursachen von Hautnekrosen dar.

Durchblutung

Die akute Verminderung/Unterbrechung der lokalen Durchblutung, z. B. durch eine Embolie, Unterkühlung (Frostbeule!) oder das Raynaud-Syndrom kann dramatische Nekrosen an Fingern und Zehen zur Folge haben. Patienten mit Raynaud-Syndrom sollten auf keinen Fall rauchen und ihren Koffein-Konsum einschränken. Sowohl das primäre als auch das sekundäre Raynaud-Syndrom sprechen sehr gut auf konservative Maßnahmen an wie z. B. die Vermeidung von Kälteexposition oder die Einnahme von Medikamenten mit gefäßerweiternder Wirkung (z. B. Kalziumantagonisten). Gefäßerweiternde Mittel zur lokalen Anwendung wie z. B. Glyceroltrinitrat können auch nützlich sein. In schweren chronischen Fällen kann eine Sympathektomie durchgeführt werden; in schweren akuten Fällen kann mit Infusionen von Prostaglandin E1 oder Prostazyklin versucht werden, die Finger oder Zehen zu erhalten.

Gefäßintima

Schmerzhafte, hämorrhagische Hautnekrosen mit retikulärem Randsaum sind kennzeichnend für Kalziphylaxie. Die Histologie des Hautpräparats zeigt Hyperplasie der Gefäßwände, intravasale Verkalkungen und Thrombosen. Kalziphylaxie findet sich bei Patienten mit terminaler Niereninsuffizienz unter Dialysebehandlung bzw. bei primärem und sekundärem Hyperparathyreoidismus. Die Gabe von Analgetika bzw. die Entfernung von „metastatischen" Kalkablagerungen in der Nähe der Nekrosen sowie die Beherrschung von prädisponierenden Faktoren sind die einzig möglichen Optionen einer (symptomatischen) Therapie.

Nahezu alle Formen der Vaskulitis können mit Hautnekrosen einhergehen, bei der Wegener-Granulomatose und der klassischen Panarteriitis nodosa sind diese Nekrosen die Ursache von chronischen Geschwüren. Die Vaskulitiden werden gemäß der Größe der befallenen Gefäße eingeteilt. Bei Befall mittlerer Gefäße können schmerzhafte Knoten entstehen und ulzerieren. Bei Befall kleinerer Gefäße entsteht eine Purpura mit multiplen tastbaren Knötchen.

Blutbestandteile

Einige Gerinnungsstörungen, sowohl genetisch bedingte als auch erworbene, gehen mit Hautnekrosen einher. Außerdem gibt es einige Syndrome, die mit Hyperkoagulabilität einhergehen.

Das **Antiphospholipidsyndrom** bezeichnet eine Gruppe heterogener Krankheitsbilder mit Autoantikörpern gegen verschiedene Phospholipide, u. a. das Lupus-Antikoagulans und das Cardiolopin-Antikoagulans; es betrifft vorwiegend Frauen und kann mit Lupus erythematodes assoziiert sein. Das Antiphospholipidsyndrom kann sich als Ursache rezidivierender arterieller und venöser thrombotischer Ereignisse manifestieren oder als Ursache habitueller Aborte bzw. gemeinsam mit Livedo reticularis. Das Antiphospholipidsyndrom verursacht die livedoide Vaskulitis, ein Krankheitsbild mit schmerzhaften Geschwüren bei Livedo racemosa bzw. Atrophie blanche. Livedoide Vaskulitis wurde auch im Zusammenhang mit Faktor-V-Leiden-Mutation beschrieben. Bei diesem Krankheitsbild, das progredient, sehr schmerzhaft und behindernd ist, muss mit Antikoagulation sowie mit einer Medikation zur Therapie der Grundkrankheit behandelt werden.

> Bei Necrobiosis lipoidica kann eine lokal angewandte PUVA-Therapie (Psoralen plus UV-A-Bestrahlung) versucht werden.

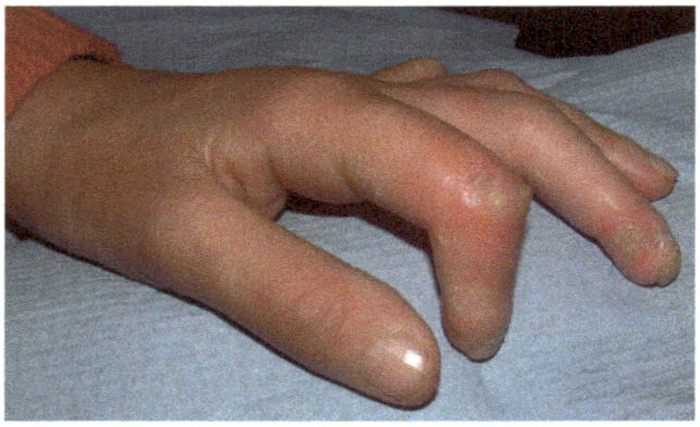

Abb. 6.5 Raynaud-Syndrom mit (infiziertem) Geschwür am proximalen Interphalangealgelenk des Zeigefingers sowie am Endglied des Mittelfingers

Cumarin-Nekrosen sind ein seltenes, vorübergehendes Phänomen, das zu Beginn einer Behandlung mit Cumarinen (Coumadin®, Marcumar®) bei Abwesenheit von Heparin vorkommen kann. Betroffen sind meist Frauen im Alter zwischen 50 und 60 Jahren. Die Hautnekrosen treten typischerweise im Bereich massiver Fettgewebsansammlungen auf, so z. B. an den Brüsten, den Hüften, den Oberschenkeln und dem Gesäß. Die Gabe

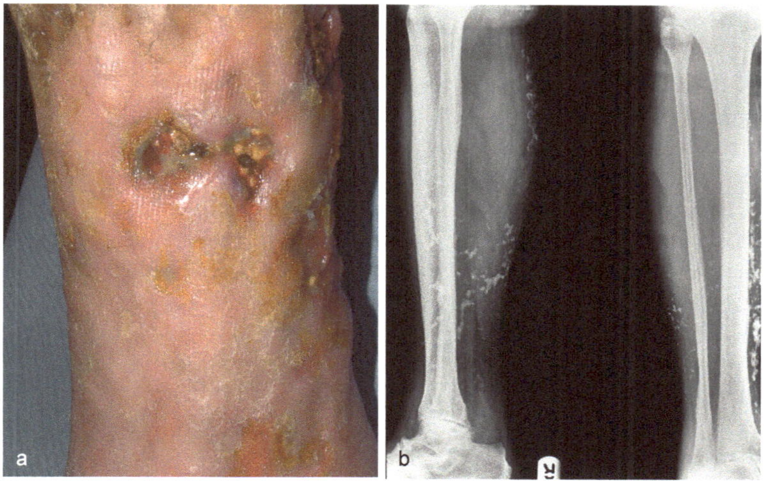

Abb. 6.6 a, b Kalziphylaxie mit Kalziumablagerungen am Grund des Geschwürs (a). Das Röntgenbild desselben Patienten zeigt ausgeprägte subkutane Verkalkungen (b)

Tab. 6.2 Ursachen einer Vaskulitis, eingeteilt nach der Größe der beteiligten Gefäße*

große Gefäße	mittlere Gefäße	kleine Gefäße
Arteriitis temporalis	klassische Polyarthritis nodosa	Wegener-Granulomatose, Churg-Strauss-Syndrom, mikroskopische Polyangiitis
Takayasu-Arteriitis	Kawasaki-Krankheit	Purpura Schoenlein-Henoch, essentielle kryoglobulinämische Vaskulitis, kutane leukozytoklastische Angiitis

*Chapel Hill Consensus Conference 1992

Tab. 6.3 Gerinnungsstörungen, die mit Hautnekrosen einhergehen

- Protein-C-Mangel
- Protein-S-Mangel
- Antithrombin-3-Mangel
- Heparin-Kofaktor-2-Mangel
- Homocystinämie
- erhöhtes Prothrombin
- Faktor-12-Mangel
- Faktor-V-Leiden-Mutation

von Cumarinen bewirkt eine vorübergehende Verminderung Vitamin-K-abhängiger Faktoren einschließlich Protein C und dadurch einen Zustand der Hyperkoagulabilität, der sich spontan wieder zurückbildet. Cumarine sollten daher nicht abgesetzt werden. **Heparin-Nekrosen** sind selten und können sowohl von fraktioniertem niedermolekularen wie unfraktioniertem Heparin hervorgerufen werden. Heparin-Nekrosen sind mit der Bildung von Antikörpern gegen Thrombozyten assoziiert und damit verbundener Thrombozytenaggregation. Bei fortgesetzter Anwendung von Heparin nimmt die Thrombozytenaggregation zu und damit die Gefahr der Embolisierung von Blutgefäßen der Haut und der inneren Organe. Heparin-Nekrosen der Haut entstehen am Ort der Injektion aber auch in entfernteren Regionen. Da Heparin das Krankheitsbild verschlimmert, mit potentiell tödlichen Folgen, sollte es sofort abgesetzt werden.

Maligne Geschwüre

Viele Karzinom-Arten sowie Metastasen können mit Hautgeschwüren einhergehen, darunter die häufigsten Hautkrebs-Arten, das Basaliom und das Spinaliom. Die Häufigkeit des Spinalioms nimmt mit dem Alter zu. Doch auch jüngere Menschen können ein Spinaliom entwickeln, wenn sie genetisch dazu neigen, intensiver ultravioletter Strahlung ausgesetzt sind oder Immunsuppressiva einnehmen müssen (z. B. nach einer Organtransplantation). Ein Spinaliom kann sich auch aus einem lange währenden, chronischen Hautgeschwür heraus entwickeln, z. B. bei einer Verbrühungs- oder Verbrennungswunde, einer Röntgenbestrahlung oder auch einem chronischen venösen Geschwür (Krebsgeschwür, Erstbeschreibung 1828 durch Marjolin). Für die Malignität eines Geschwürs spricht unter anderem, wenn es trotz konventioneller Therapie rasch größer wird, wenn es schmerzt, wenn es bei Berührung leicht blutet oder wenn es eingestülpte Ränder hat. Spinaliome, die sich in chronischen Geschwüren entwickeln, sind besonders aggressiv und metastasieren leicht. An den Beinen wird ein Hautkrebs bevorzugt mittels chirurgischer Ausschneidung behandelt. Ist die Metastasierung aber schon fortgeschritten und bestehen erhebliche Begleiterkrankungen, kann eine palliative Behandlung mit lokaler Bestrahlung und Wundpflege gewählt werden.

Drogen und iatrogene Ursachen

Hydroxyurea (Hydroxycarbamid, Litalir®) ist ein Zytostatikum, das zur Behandlung von myeloproliferativen Erkrankungen (z. B. chronisch myeloischer Leukämie) benötigt wird; es kann schmerzhafte, flache Geschwüre an den unteren Extremitäten verursachen, bis zu 15 Jahre nach Behandlungsbeginn. Diese Geschwüre können nur abheilen, wenn das Mittel abgesetzt wird.

Bei einer Reihe von gutartigen wie bösartigen Erkrankungen wird eine Röntgen-Strahlentherapie eingesetzt. Röntgenbestrahlung kann akut eine Endarteriitis und dadurch ein Geschwür bzw. eine Wundheilungsstörung hervorrufen. Auch noch lange nach Beendigung einer Strahlentherapie besteht immer noch die Gefahr, dass sich ein Hautgeschwür (Strahlenulkus) auf dem Boden einer chronischen Radiodermatitis, eine allergische Kontaktdermatitis, ein Spinaliom oder ein Angiosarkom entwickelt.

Artifizielle Geschwüre

Artifizielle Wunden und absichtliche, nicht-zufällige Verletzungen können als atypische Wunden angesehen werden. Oft passen die Angaben des Patienten zur Vorgeschichte nicht zum klinischen Bild. Weitere Hinweise ergeben sich aus der Hautbiopsie (die besonders zum Ausschluss einer Erkrankung und zum Nachweis von Fremdkörpermaterial hilfreich ist). Manchmal muss ein Patient zur Beobachtung stationär aufgenommen werden, um eine Diagnose stellen zu können. Die Behandlung sollte stets multiprofessionell erfolgen, unter Hinzuziehung eines Psychiaters.

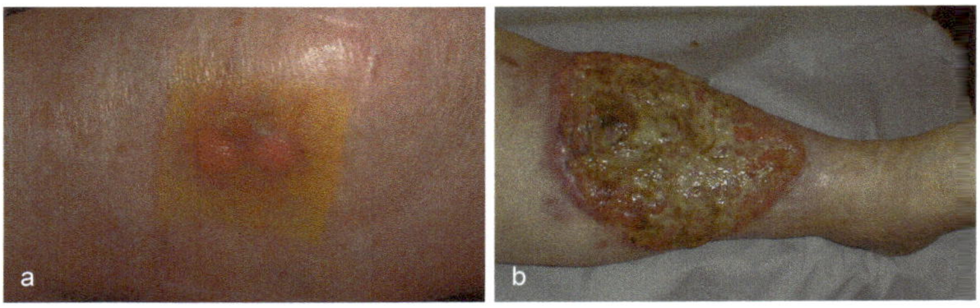

Abb. 6.7 a, b Basaliom an der Innenseite des Knies; in der Mitte der Läsion Zeichen einer stattgehabten Biopsie, in der Umgebung orange Hautverfärbung (durch Povidon-Jod Tinktur) (a). Florides, ulzeriertes, nekrotisches Spinaliom des Unterschenkels (b)

Mit dem Begriff **Purpura fulminans** werden drei verschiedene Syndrome bezeichnet (neonatal, bei Sepsis und postinfektiös) mit generalisierter Thrombosierung von Kapillaren und Venolen und dem Bild einer Purpura mit Hautnekrosen. Die Nekrosen finden sich bevorzugt an den Extremitäten, besonders den Fingern. **Purpura fulminans** ist eine Komplikation sowohl des angeborenen als auch des erworbenen Protein-C- oder Protein-S-Mangels.

Tab. 6.4 Infektionen

- β-hämolysierender Streptococcus pyogenes und Staphylococcus aureus sind oft an Infektionen von Geschwüren beteiligt.
- Sie können unter Umständen auch Ulzerationen erst bewirken. β-hämolysierende Streptokokken können die folgenden Erkrankungen hervorrufen: Erysipel, bullöse Phlegmone, Ekthyma (ausgestanztes Geschwür) und nekrotisierende Fasziitis.
- Bei Patienten, die kürzlich von einer Auslandsreise zurückgekehrt sind und an einem Geschwür leiden, sollte man an Leishmaniose sowie an atypische Mykobakterien und tiefe mykotische Infektionen denken.
- Patienten mit AIDS oder anderen Zuständen der Immunsuppression kann ein Geschwür auch Anzeichen einer Infektion mit Syphilis, Tuberkulose, bazillärer Angiomatose (Sonderform der Katzenkratzkrankheit), Herpes simplex oder Zytomegalie sein.

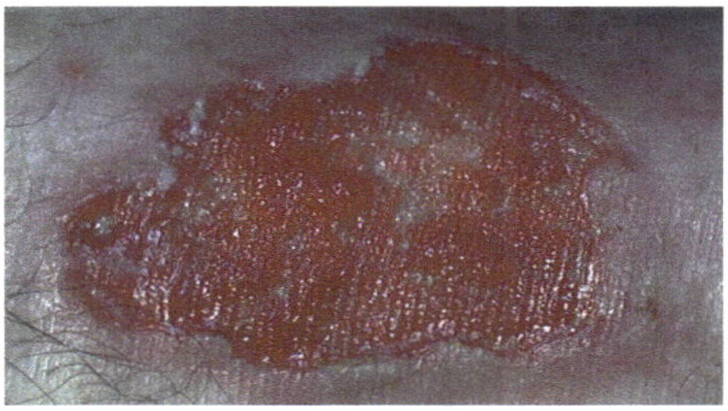

Abb. 6.8 Spinaliom (maligne Entartung, Marjolin-Geschwür) als Komplikation eines lange bestehenden venösen Geschwürs

Literatur

Enoch S, Miller DR, Harding KG, Price PE. Early diagnosis is vital in the management of squamous cell carcinomas associated with chronic non-healing ulcers: a case series and review of the literature. Int Wound J 2004; 1: 165–75.

Enoch S, Kupitz S, Miller DR, Harding KG. Dystrophic calcification as a cause for non-healing leg ulcers. Int Wound J 2005; 2: 142–7.

Falanga V, ed. Cutaneous wound healing. London: Martin Dunitz, 2001.

Leaper DJ, Harding KG, eds. Wounds: biology and management. Oxford: Oxford Medical Publications, 1998.

Rovee DT, Maibach HI. The epidermis in wound healing. Boca Raton, Fl: CRC Press, 2003.

6

KAPITEL 7

Alex Benson, William A. Dickson, Dean F. Boyce*

Brandwunden

In Großbritannien ziehen sich jährlich ca. 250 000 Menschen eine Brandwunde zu (in Deutschland wird die Zahl von der Deutschen Gesellschaft für Verbrennungsmedizin mit 20 000 angegeben; www.verbrennungsmedizin.de; Anm. d. Übers.). Etwa 112 000 von ihnen werden in Unfallkliniken behandelt, 210 sterben an ihren Verbrennungen. Mindestens weitere 250 000 Menschen jährlich lassen sich von ihren Hausärzten wegen (geringerer) Verbrennungen behandeln. Eine Brandwunde kann als Unterbrechung der epidermalen Integrität der Haut definiert werden, die durch äußere Einwirkung von Hitze verursacht wurde. Im Folgenden werden Ursachen und Behandlungsformen verschiedener Brandwunden diskutiert.

Mechanismen von Brandverletzungen

Thermische Verletzungen

Flammen: Oft sind Brandbeschleuniger wie Benzin, Feuerzeug-Flüssiggas oder Erdgas involviert; die Brandverletzung kann alle Hautschichten betreffen oder nur partiell sein.

Verbrühung: 60% aller Brandwunden bei Kindern sind durch Verbrühung entstanden. Absichtliche Verbrühungen, die nicht auf Unfälle zurückzuführen sind, sind selten; sie sollten aber in Erwägung gezogen werden, wenn ein verletztes Kind erst verspätet dem Arzt vorgestellt wird, wenn die Anamnese unplausibel erscheint oder wenn das Verletzungsmuster untypisch ist.

Kontakt: Kontaktverbrennungen erscheinen oft nur als umschriebene kleine Brandwunden an den Extremitäten; sie können sehr gefährlich sein für Patienten, die unfähig sind, sich von der Hitzequelle zu entfernen wie z. B. alte Leute, Kinder, Behinderte, Personen unter Drogeneinfluss, Betrunkene oder Ohnmächtige nach einem Krampfanfall.

Explosion/Blitz: Explosionsverbrennungen finden sich gewöhnlich im Gesicht und an den Armen: Sie werden durch die blitzartige Entzündung einer flüchtigen Substanz hervorgerufen und sind oft Folge der Anwendung von Brandbeschleunigern beim Entzünden eines Feuers oder einer Gasexplosion.

Verletzungen durch elektrischen Strom

Niedrig-Spannung: Die Energie, die von einer Spannung von 240 V übertragen wird, ist groß genug, um tiefe Verbrennungswunden an der Stelle des Stromeintritts und des Stromaustritts entstehen zu lassen. Solche Verbrennungswunden sieht man oft an den Händen. Wenn Wechselstrom den Herzmuskel erreicht, kann es zu Herzrhythmusstörungen kommen. Ist das EKG normal und lag keine Bewusstlosigkeit vor, kann auf eine stationäre Aufnahme zur Herzüberwachung verzichtet werden.

Hochspannung: Brandwunden durch 1000 V oder mehr sind Hochspannungsverletzungen. Diese rufen katastrophale Gewebeschäden hervor; Rhabdomyolyse und Nierenversagen können die Folge sein.

Explosion/Blitz: Ein Lichtbogen, der sich blitzartig von einer Hochspannungsleitung entlädt, kann Verletzungen hervorrufen, ohne dass Strom den Körper durchdringt. Die Hitze kann die Haut an exponierten Stellen schädigen und die Kleidung kann sich entzünden.

* (A. Benson, W. A. Dickson, D. F. Boyce. Burns. BMJ 2006; 332: 649–652)

Chemische Verletzungen

Säure: Säuren verursachen Koagulationsnekrosen, die in der Regel schmerzhaft sind, indem sie Proteine denaturieren. Fluorwasserstoffsäure (= Fluss-Säure, ein Mittel zur Entfernung von Rost und zum Reinigen von Stein) dringt tief in die Gewebe ein und kann schon bei kleinen Verätzungswunden tödliche innere Giftwirkung entfalten. Sofortige, ausgiebige Spülung und lokale Anwendung von Kalzium-Glukonat-Gel ist essentiell. Auch die systemische Gabe von Kalzium kann erforderlich sein, da Fluss-Säure mit Kalzium in der Wunde ein unlösliches Reaktionsprodukt bildet (und dem Körper so Kalzium entzieht).

Laugen: Übliche Haushaltslaugen wie Bleichmittel, Putzmittel aber auch Zement verursachen Kolliquationsnekrosen. Laugen vermögen tiefer ins Gewebe einzudringen als die meisten Säuren. Weil sie die Zellen austrocknen sowohl Kollagen als auch Proteine denaturieren, können sie weitere Schäden verursachen. Oft schmerzen die verätzten Wunden anfangs nicht, so dass Erste-Hilfe-Maßnahmen häufig erst zu spät kommen, wenn schon viel Gewebe zerstört ist.

Erwachsene	Kinder
Flammen (48)	Verbrühungen (60)
Verbrühungen (Öl bzw. Wasser) (33)	Flammen (25)
Kontakt (8)	Kontakt (10)
Elektrizität (5)	Elektrizität (2)
Chemikalien (3)	Chemikalien (2)
Reibung (2)	Sonnenbrand (1)
Sonnenbrand (1)	

Nach dem UK-Handbuch „Emergency Management of Severe Burns" EMSB der British Burn Association (www.britishburnassociation.co.uk).

Tab. 7.1 Ätiologie von Brandwunden (in Prozent)

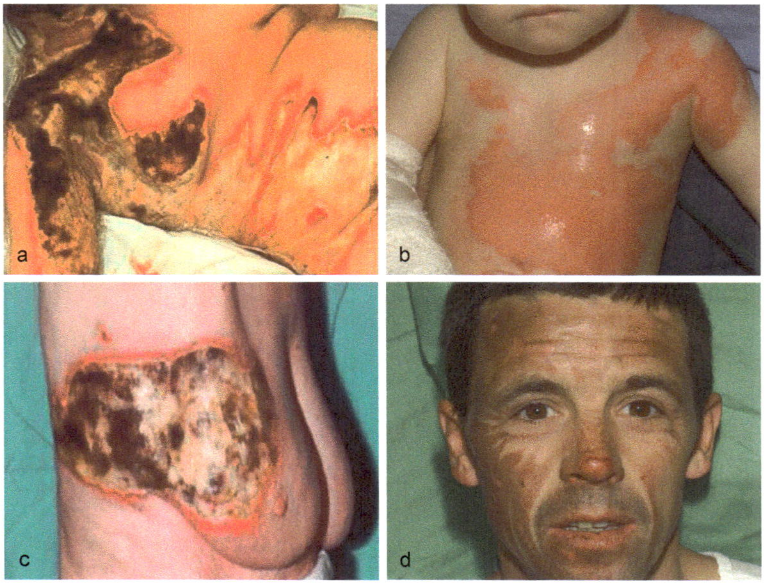

Abb. 7.1 a–d Flammen-Verbrennung dritten Grades (full thickness) am rechten Arm, Stamm, Gesicht und Hals (nicht abgebildet) (a). „Hemdchen"-Verbrühung mit heißem Tee bei einem Kleinkind (b). Blitz-Verbrennung und Erythem des Gesichts (die Falten sind ausgespart) (d). Kontakt-Brandwunde dritten Grades (die Alkohol-abhängige Patientin war gefallen und lehnte bewusstlos an einem Heizkörper) (c)

7

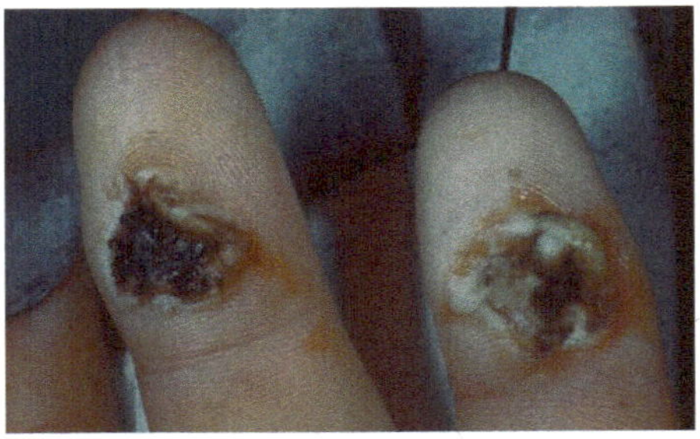

Abb. 7.2 Brandwunden an den Fingerkuppen (Strommarken) nach einem Unfall mit Niedrigspannungs-Strom (240 V)

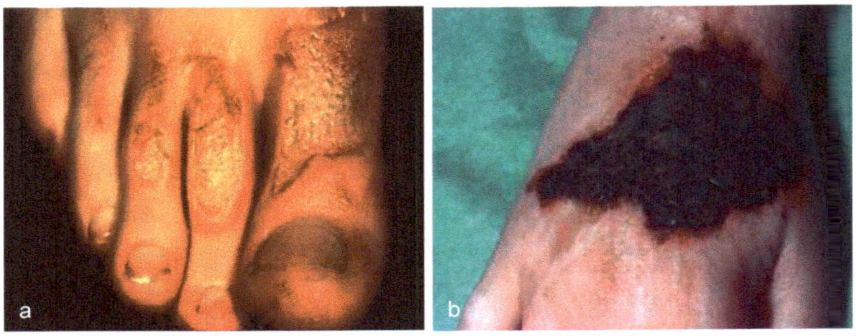

Abb. 7.3 a, b Verätzung durch Zement am Zehenrücken; diese Wunden scheinen initial nur oberflächlich zu sein, das Alkali in der Haut kann jedoch weiter eindringen und zu Verbrennungen dritten Grades führen (a). Verbrennung dritten Grades (full thickness) durch Ätznatron (b)

Die Beurteilung einer Brandwunde

Die Schwere einer Brandverletzung hängt davon ab, wie tief die Haut zerstört ist und wie viel der Körperoberfläche (in Prozent der gesamten Körperoberfläche) verbrannt ist. In Großbritannien wird danach unterschieden, ob Brandwunden alle Hautschichten durchdringen (full thickness, entspricht Verbrennung dritten Grades nach der deutschen Einteilung) oder nur die oberflächlichen (partial thickness, entspricht Verbrennung ersten oder zweiten Grades nach deutscher Einteilung; Anm. d. Übers.). Dieser Unterscheidung entspricht der Schweregrad des Verbrennungstraumas und der Wahrscheinlichkeit, dass kein chirurgischer Eingriff zur Abheilung nötig ist.

Partielle Verbrennungen werden weiter unterteilt in oberflächliche (nur Epidermis verletzt) und tiefe Verbrennungen (Epidermis und Dermis verletzt). Oberflächliche Verbrennungen heilen ohne chirurgische Intervention ab. Tiefer reichende Brandwunden müssen meist exzidiert und mit einer Hauttransplantation versorgt werden. Die Tiefe einer Brandwunde kann ohne ausreichende Erste-Hilfe-Maßnahmen (einschließlich Infusionsbehandlung und Abdecken der Wunden) nach der Brandeinwirkung noch weiter zunehmen, insbesondere durch eine Infektion. Die Superinfektion einer Brandwunde vergrößert deren Tiefe!

Einteilung der Brandwunden nach ihrer Tiefe

Oberflächliche Brandwunden

Oberflächliche Brandwunden heilen normalerweise innerhalb von 14 Tagen ab und hinterlassen kaum Narben. Das auftretende Erythem, schmerzhaft und mit Hautrötung verbunden, wird bei der Bemessung der verbrannten Körperoberfläche nicht mitgerechnet. Durch die oberflächliche Verbrennung werden die äußeren Schichten der Dermis verletzt, Blasenbildung und starke Schmerzen hierfür sind typisch.

Tiefe Brandwunden

Diese heilen nur sehr langsam ab und hinterlassen schwere Vernarbungen. Eine Brandwunde, die alle Hautschichten durchdringt (full thickness, entspricht Verbrennung dritten Grades nach deutscher Einteilung; Anm. d. Übers.) erfordert eine chirurgische Intervention, außer sie ist sehr klein. Bei den tiefen intrakutanen Hautverbrennungen (tiefe Verbrennungen zweiten Grades, die bis zur Lederhaut reichen) ist das Erythem durch eine netzartige Kapillarzeichnung sowie kirschrote Flecken charakterisiert; es ist typischerweise gefühllos und blasst bei Berührung nicht ab. Verbrennungen dritten Grades (full thickness) erscheinen lederartig weiß oder als verkohlte Kruste (Eschar). Bei Menschen mit dunkler Hautfarbe müssen andere Parameter als die Hautverfärbung zur Beurteilung herangezogen werden.

Tab. 7.2 Anzeichen der Verbrennungstiefe

Art der Brandwunde	Hautfärbung	Blasen	kapilläre Wiederauffüllung	Schmerzen	Kontaktblutung	Spontanheilung
epidermal	rot	nein	rasch	schmerzhaft	ja	ja
oberflächlich dermal	blassrosa	ja (klein)	rasch	schmerzhaft	ja	ja
bis mittlere Hautschicht	dunkelrosa	ja	verzögert	eventuell schmerzhaft	ja	meistens
tief dermal	trocken, fleckig, rot	eventuell	keine	nicht schmerzhaft	nein	nein
dritter Grad (full thickness)	trocken, weiß/schwarz	nein	keine	nicht schmerzhaft	nein	nein

Behandlung von Brandverletzungen

Erste-Hilfe-Maßnahmen

Die Person sollte von der Hitzequelle entfernt werden, ohne dass die Rettungskräfte sich dabei selbst gefährden. Wenn die Kleidung in Flammen steht, sollte das „Hinlegen-und-Herumwälzen"-Manöver ausgeführt werden. Ist Elektrizität involviert, sollte zuerst der Strom abgeschaltet werden, bevor man erste Hilfe leistet. Die Brandwunde sollte mit handwarmem Leitungswasser mindestens 20 Minuten lang gekühlt werden und das Gift, die Säure, Lauge verdünnt bzw. abgespült werden. Eis oder sehr kaltes Wasser sollte nicht verwendet werden, da dies die Durchblutung der verletzten Region vermindern würde und insbesondere bei Kindern und alten Leuten eine gefährliche Hypothermie bewirken könnte.

Sowohl die Patienten als auch die Prioritäten der Behandlung sollten gemäß der Schwere der Brandverletzungen beurteilt werden. Die Abfolge der Ereignisse, die zu der Brandwunde geführt haben, sollte festgestellt werden, um Rückschlüsse über eventuelle Begleitverletzungen zu ziehen, die für die Behandlung wichtig sein können.

Inhalationsverletzungen sind ebenfalls potentiell lebensgefährlich, besonders bei Bränden in geschlossenen Räumen. Zur Schmerzstillung sollten einfache Analgetika oder Opiate gegeben werden. Die Bedeckung der Brandwunden bzw. ihre Kühlung mit Wasser tragen zur Schmerzlinderung bei.

Lund-Browder-Schema

unkomplizierte Rötung bleibt unberücksichtigt

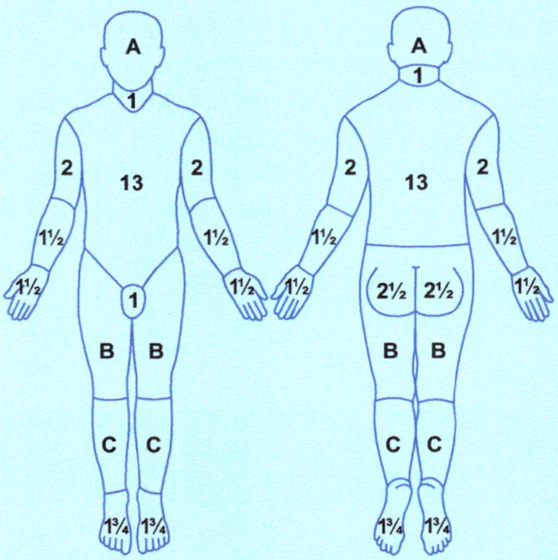

oberflächlich
tief

Region	%
Kopf	
Hals	
Stamm, Vorderseite	
Stamm, Rückseite	
rechter Arm	
linker Arm	
Gesäß	
Genitalien	
rechtes Bein	
linkes Bein	
gesamte verbrannte Oberfläche	

Relative Körperoberfläche in Prozent, in Abhängigkeit vom Alter

Körperteil	Alter 0	1	5	10	15	Erwachsener
A = ½ Kopf	9½	8½	6½	5½	4½	3½
B = ½ Oberschenkel	2¾	3¼	4	4½	4½	4¾
C = ½ Unterschenkel	2½	2½	2¾	3	3¼	3½

Abb. 7.4 Das Lund-Browder-Schema ist bei der Beurteilung des Ausmaßes der verbrannten Körperoberfläche hilfreich (die relativen Anteile der Körperregionen sind bei Kindern anders)

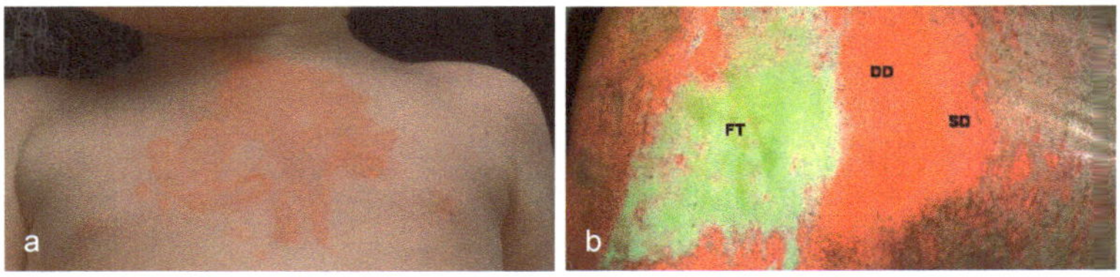

Abb. 7.5 a, b Oberflächliche Hautverbrühung (a). Brandwunden verschiedener Tiefe (FT= full thickness = Grad 3, DD = deep dermal = Grad 2, SD = superficial dermal = Grad 1) (b)

Ablauf des „Hinlegen-und-Herumwälzen"- Manövers: veranlassen, dass die brennende Person sich auf den Boden legt; assistieren beim Hin- und Herwälzen, um die Flammen der brennenden Kleidung zu ersticken (eine nasse Decke ist dabei nützlich!)

Tab. 7.3 Erstmaßnahmen bei akuter Verbrennungs-Verletzung

- **A** = Atemwege und Halswirbelsäule sichern
- **B** = Beatmung/Atmung sicherstellen
- **C** = Circulation (Kreislauf) und Blutung beherrschen
- **D** = Disability (Schadensumfang feststellen)
- **E** = Exposition und Umgebung sichern
- **F** = Flüssigkeitszufuhr

Nach dem UK-Handbuch „Emergency Management of Severe Burns" EMSB der British Burn Association (www.britishburnassociation.co.uk)

Wundauflagen/Verbände

Folien aus PVC (z. B. Lebensmittel-Frischhaltefolie Clingfilm®) oder sterile Baumwolltücher sind zur Erstversorgung geeignet. Sie können leicht angewandt werden und behindern die Wundinspektion nicht, so dass eine definitive Beurteilung möglich ist. Es gibt auch sterile Brandwunden-Kühl-Gele.

Kleinere Brandverletzungen

Débridement

Bevor eine Brandwunde verbunden wird, sollte sie mit milder Seife und Wasser, mit steriler Kochsalzlösung oder mit einem lokalen Antiseptikum von verbrannten Gewebstrümmern gereinigt werden. Abgestorbene Haut von geplatzten Brandblasen sollte entfernt werden und große oder instabile Blasen sollten „entdeckelt" werden, d. h. das Blasendach sollte aufgeschnitten und abgetragen werden. Kleinere Brandblasen können intakt belassen werden. Die routinemäßige Verabreichung von Antibiotika ist bei kleineren Brandwunden unnötig, der Tetanus-Schutz sollte überprüft werden.

Wundauflagen

Einfache, saubere, oberflächliche Brandwunden, d. h. Verbrennungen ersten oder zweiten Grades können mit Paraffin-Gaze (z. B. Oleo-Tüll®), mit Chlorhexidin imprägnierter Gaze (Bacti-gras®) oder ähnlichen Wundauflagen, z. B. weiches Silicon (Mepitel®) oder weiches Polymer (Ugrotül®), bedeckt und dann mit Baumwollkompressen belegt werden. Hydrokolloid-Auflagen sind besonders geeignet für kleinflächige Brandwunden ersten und zweiten Grades) (u. a. an den Händen). Allerdings bildet sich unter Hydrokolloid-Auflagen ein „soßig-trübes" Exsudat, das die Beurteilung der Wunde erschwert und daher immer wieder entfernt werden muss.

Bei größeren Brandwunden sind meist mehrere Schichten von absorbierenden Wundauflagen nötig, um das Exsudat aufzusaugen und Reibung/Friktion der Haut bei Bewegung/Lagerung des Verletzten zu minimieren. Alginate und andere Wundauflagen, die mit der Wunde verkleben, sollten alle 24 Stunden überprüft werden; dabei sollte die über dem Alginat liegende Kompresse erneuert werden. Wenn die Bandwunde abgeheilt ist, stößt sich das Alginat von selbst ab. Wenn bei starker Sekretion oder bei Brandwunden dritten Grades dieses Material nicht klebt, muss eine andere Verbandstechnik erwogen werden. Aufgrund dieser Eigenschaften sind die Alginate auch besonders geeignet zum Verbinden von Hautentnahme-Stellen bei einer Hauttransplantation.

Große Brandverletzungen

Große Brandwunden sollten nach den Leitlinien versorgt werden, die in den Trainingskursen der British Burn Associations Emergency Management of Severe Burns vermittelt werden (s. auch Deutsche Gesellschaft für Verbrennungsmedizin; www.verbrennungsmedizin.de; Anm. d. Übers.). Die Versorgung der Verletzten erfordert eine enge Abstimmung und Planung mit dem Behandlungsteam. Bei polytraumatisierten Verletzten kann die auffälligste Verletzung eine Verbrennung sein, doch kann, noch bevor mit der Behandlung der Brandwunden begonnen wird, die sorgfältige Untersuchung und Beurteilung anderer Verletzungen unter Umständen lebensrettend sein. Alle Patienten mit Gesichtsverletzungen oder Verdacht auf Rauchvergiftung/Rauchgasinhalation sollten von einem Anästhesisten untersucht werden, ehe sie in ein Zentrum für Brandverletzte transportiert werden; sie müssen gegebenenfalls zuvor intubiert werden.

Brandwunden dritten Grades machen die Haut steif und unelastisch und wirken einengend, wie ein Tourniquet. In solchen Fällen sind Entlastungs-Inzisionen nötig, die durch die verbrannte Haut geführt werden müssen (Escharotomie), um die Atembewegungen des Brustkorbs zu ermöglichen oder um eine Komprimierung von Blutgefäßen in den Extremitäten zu vermeiden. Derartige Entlastungs-Inzisionen können erforderlich werden, noch ehe der Patient in die Spezialklinik transportiert wird.

Eine Infusionsbehandlung zur Reanimation ist indiziert, wenn bei Kindern 10% und mehr, bei Erwachsenen 15% oder mehr der Köperoberfläche verbrannt sind. Die British Burns Association empfiehlt, sich an der Parkland-Formel zu orientieren (= Baxter-Formel); die intravenöse Infusionstherapie sollte jedoch auch die Reaktion des Verletzten auf die Flüssigkeitszufuhr berücksichtigen.

Alle Brandwunden neigen dazu, sich zu infizieren. Traditionell werden sie daher mit Silber-haltigen Präparaten (z.B. Silber Sulfadiazin, Flammazine®-Creme) behandelt. Diese Präparate erschweren jedoch die Verlaufsbeurteilung der Wunden. Im Idealfall sollten sie erst nach Rücksprache mit den Verbrennungsmedizinern angewandt werden.

Tab. 7.4 Kriterien für die Verlegung in ein Zentrum für Brandverletzte

- begleitende Atemwegsverletzung
- Verbrennung zweiten Grades, mehr als 5% der Körperoberfläche bei Kindern
- Verbrennung zweiten Grades, mehr als 10% der Körperoberfläche bei Erwachsenen
- jede Verbrennung dritten Grades von mehr als 1% der Körperoberfläche
- Verbrennung zweiten oder dritten Grades mit Beteiligung des Gesichts, des Perineums, der Genitalien, der Füße und Hände sowie über Gelenken
- eine Zirkumferenz betreffende Verbrennungen
- chemische und elektrische Verbrennungen
- sehr niedriges und sehr hohes Alter des Verletzten
- nicht zufällig entstandene Verletzungen
- Begleiterkrankungen
- Brandwunden, die nach drei Wochen nicht abgeheilt sind

(s. auch Kriterien der Deutschen Gesellschaft für Verbrennungsmedizin; www.verbrennungsmedizin.de; Anm. d. Übers.)

Häufige Verbandwechsel sind bei Brandwunden unnötig. Gewöhnlich wird alle 48 Stunden der Verband erneuert und die Wunde beurteilt. Weitere Verbandswechsel können von der Heilungsrate abhängig gemacht werden, sollten aber nicht seltener als alle zwei bis drei Tage erfolgen. Häufigere Verbandswechsel sind bei stark sezernierenden oder infizierten Wunden erforderlich.

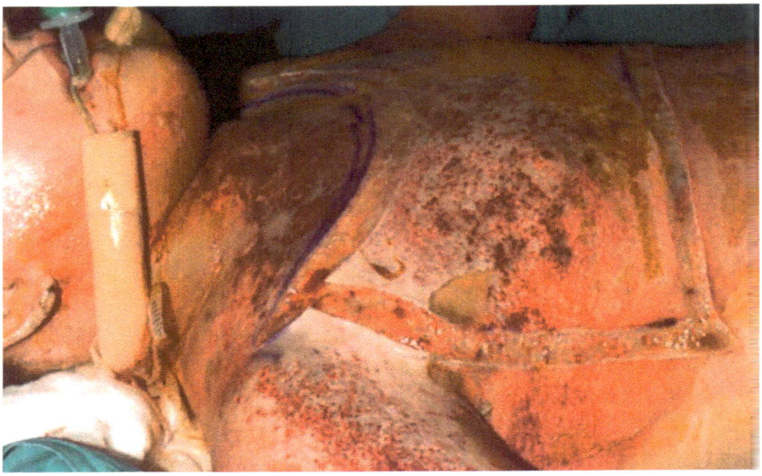

Abb. 7.6 Entlastungsschnitte durch die verbrannte Haut (Escharotomie) ermöglichen die Atembewegungen des Thorax

Tab. 7.5 Infusionstherapie gemäß der Parkland-Formel (Baxter-Schema)

Die Angaben gelten nur als Leitlinien, sie entsprechen dem Flüssigkeitsbedarf in den ersten 24 Stunden seit dem Zeitpunkt der Verbrennungsverletzung (nicht seit dem Beginn der Behandlung). Die erste Hälfte sollte innerhalb der ersten 8 Stunden infundiert werden, die zweite Hälfte in den folgenden 16 Stunden.

Infusions-Formel für Erwachsene

verbrannte Körperoberfläche (%) · Körpergewicht (kg) · 3–4 ml Ringerlactat = Flüssigkeitsbedarf in den ersten 24 Stunden

Infusions-Formel für Kinder

verbrannte Körperoberfläche (%) · Körpergewicht (kg) · 3–4 ml Ringerlactat plus 4% Glucose in 0,25 N Kochsalzlösung (Erhaltungs-Infusion) = Flüssigkeitsbedarf in den ersten 24 Stunden

Die Durchführung des chirurgischen Debridements richtet sich nach dem Allgemeinzustand des Verletzten (ist er operabel?), dem Schweregrad der Verletzung bzw. danach, welche Körperteile verletzt sind. Die Exzision der Brandwunde kann erforderlich sein, die Deckung des Defekts erfolgt meist mit Spalthaut-Transplantaten in einer oder mehreren Sitzungen.

Zusätzlich kann Leichenhaut transplantiert werden, wenn der Verletzte nicht genügend Eigenhaut spenden kann. Künstlicher Hautersatz wird zunehmend häufiger eingesetzt, und mit guten Ergebnissen (s. Kap. 13). Brandwunden sollten stets mehrschichtig verbunden werden, um die Wirkung eventueller Scherkräfte, die bei Bewegungen/Lagerung des Verletzten auftreten können, auf die Wunden zu minimieren. Verbände sollten nur locker angelegt werden, um die Schwellung nicht zu beengen, die nach jedem Verbrennungstrauma eintritt. Nach der Heilung sollte die Haut immer ausreichend befeuchtet werden und mit Lichtschutzcreme oder Schutzkleidung vor Sonneneinwirkung geschützt werden. Zur Vermeidung von Narbenkontrakturen kann eine Physiotherapie erforderlich werden.

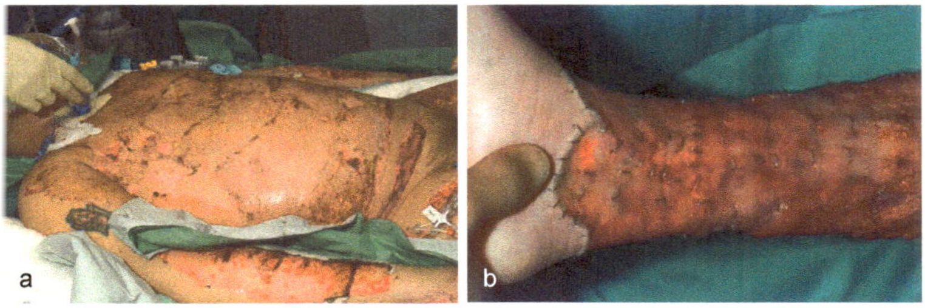

Abb. 7.7 a, b Verbrennungen dritten Grades am Abdomen nach Abtragung und Deckung mit Spalthaut (a). Künstlicher Hautersatz zur Deckung einer Brandwunde dritten Grades (b)

Das Wichtigste ist die Vorbeugung von Brandverletzungen! Den größten Fortschritt bei der Verhütung von Verbrennungen in Großbritannien in den letzten 40 Jahren brachte ein Gesetz, das den Umgang mit leicht entzündlicher Kleidung, Möbel und Feuerwerk neu regelte und eine Kennzeichnungspflicht für entflammbare Materialien einführte.

Literatur

Burnsurgery.org (a website designed to be a comprehensive educational tool for burn care professionals worldwide) www.burnsurgery.org.

Herndon D. Total burn care. 2nd ed. London: Saunders, 2002.

National Burn Care Review. National burn injury referral guidelines. In: Standards and strategy for burn care. London: NBCR, 2001: 68–9.

KAPITEL

8 Wiederherstellungschirurgie

Dean F. Boyce, Kayvan Shokrollahi*

Der Wiederherstellungschirurg, d. h. der plastische Chirurg, hat bei der Versorgung von Problemwunden verschiedene chirurgische Optionen. Bei der Wahl seines Vorgehens sollte er (holistisch) den ganzen Menschen einbeziehen, dessen berufliche Situation (die wahrscheinliche Dauer der verletzungsbedingten Arbeitsunfähigkeit), eventuelle Begleiterkrankungen, die Erfolgsaussichten des Eingriffes, die Morbidität der (Haut-) Spender, das funktionelle Ergebnis sowie die Risiken des Eingriffs und der Narkose. Im Übrigen gelten die allgemeinen Prinzipien der Wundbehandlung.

Die „Wiederherstellungsleiter"

Der Wiederherstellungschirurg hält sich an das Konzept der Wiederherstellungsleiter: je problematischer eine Wunde, desto höher muss er die Leiter hinauf. Einfache Wunden können durch primäre Wundnaht einfach versorgt werden und dies u. U. sogar in der Hausarztpraxis. Andere Wunden erfordern komplexe Rekonstruktionsverfahren, die nur im Krankenhaus realisiert werden können, z. B. den Transfer von Gewebelappen.

Alle verletzungsbedingten/traumatischen Wunden sollten débridiert und ausgiebig gespült werden, ehe sie primär verschlossen werden. Zweck des Débridements ist es, alles potentiell kontaminierte/verschmutzte und avitale Gewebe sowie Fremdkörpermaterial vollständig zu entfernen. Stark verschmutzte Wunden sind hochgradig infektionsgefährdet, sie sollten daher nicht mit einer Primärnaht vernäht werden, sondern zunächst nur débridiert und danach offen gelassen werden. Sie können später mit einer so genannten „verzögerten Primärnaht" verschlossen werden. Gelegentlich müssen aber solche Wunden auch der Sekundärheilung überlassen werden und können nicht vernäht werden – die Hautdefekte verschließen sich dann allmählich durch Granulationsgewebe. Bei der sekundären Wundheilung wandern Epidermiszellen vom Rand her in die Wunde ein und proliferieren dort; zusätzlich bewirken spezielle Zellen des Granulationsgewebes, die Myofibroblasten, dass sich die Wunde kontrahiert. Die Sekundärheilung dauert lange und kann zu erheblichen Vernarbungen und Kontrakturen führen, die die Gelenkbeweglichkeit beeinträchtigen.

Hautdefekte, die zu groß sind, um sich durch appositionelles Hautwachstum zu verschließen und die für eine sekundäre Wundheilung ungeeignet erscheinen, sollten mit Hilfe einer Hauttransplantation gedeckt werden. Freie Vollhauttransplantate werden einem unverletzten Körperteil entnommen. Ihr Anwachsen setzt voraus, dass Blutgefäße aus einem gesunden, gut durchbluteten Wundgrund in sie einsprießen. Erfolglos sind solche Transplantationen auf schlecht oder gar nicht durchblutetem Wundgrund, z. B. auf freiliegenden Knochen oder Sehnen.

Spalthauttransplantate bestehen aus Epidermis und Anteilen der Dermis. Sie werden üblicherweise am Oberschenkel mittels spezieller Messer oder maschinell mit dem so genannten Dermatom entnommen. Durch die an der Entnahmestelle verbleibenden Hautstrukturen heilen die Entnahmewunden in zehn bis vierzehn Tagen ab. Spalthauttransplantate sind das Kernstück der Versorgung großer Wunden, z. B. bei Verbrennungen. Vollhauttransplantate (aus Epidermis und Dermis) bieten viele Vorteile – jedoch ist ihre Verwendbarkeit begrenzt, weil sie nicht in beliebiger Größe entnommen werden können und die Entnahmestellen direkt verschlossen werden müssen.

* (D. F. Boyce, K. Shokrollahi. Reconstructive surgery. BMJ 2006; 332: 710–712)

Hautexpansion mittels subkutan eingebrachter Haut-Expander ist eine gute Methode um die Menge an lokal verfügbarer Haut zu vergrößern. Dazu wird der Expander durch Injektion von Kochsalzlösung über einen Port einmal wöchentlich aufgepumpt. Das darüber liegende Gewebe weitet sich als Reaktion auf die mechanische Dehnung. Die Epidermis vergrößert sich durch Hyperplasie, gleichzeitig kommt es zur Fibrosierung durch Neuausrichtung der Kollagenfasern und Ruptur von elastischen Fasern. Im Endeffekt ist die gewonnene Haut dünner und hat weniger Hautanhangsgebilde (Haarfollikel, Schweißdrüsen) als normale Haut.

Viele Wunden, insbesondere solche mit freiliegenden Knochen oder Sehnen bzw. Wunden über Frakturen, eignen sich nicht für eine Hauttransplantation. In solchen Fällen wird eine höhere Stufe der Wiederherstellungschirurgie benötigt, z. B. die Lappenrekonstruktion. Ein Gewebelappen ist eine Gewebeeinheit, die zur Bedeckung einer Wunde in toto mobilisiert werden kann und von ihrer originären Gefäßversorgung durchblutet wird. Randomisierte Lappen („random patterned flaps") vertrauen auf das zufällige (random) Muster der Haut-Blutgefäße zu ihrer eigenen Blutversorgung.

Die chirurgische Behandlung von Problemwunden zielt auf einen raschen Wundverschluss ab, der mit möglichst einfachen Mittel erreicht werden soll und möglichst wenig kosmetische und funktionelle Beeinträchtigung hinterlässt.

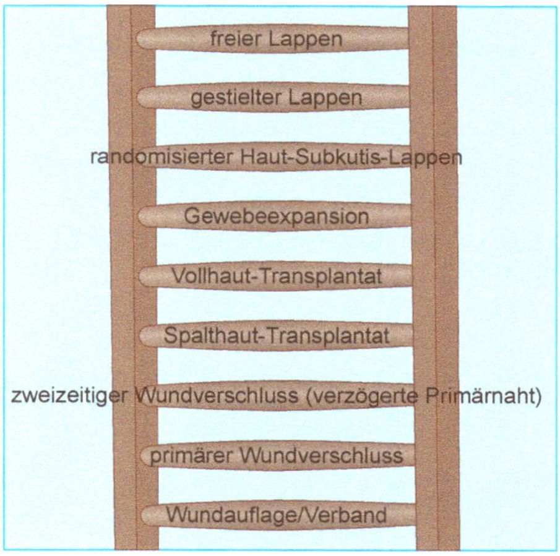

Abb. 8.1 Die „Wiederherstellungsleiter", anhand derer die Wiederherstellungschirurgen die Komplexität eines Eingriffs beurteilen

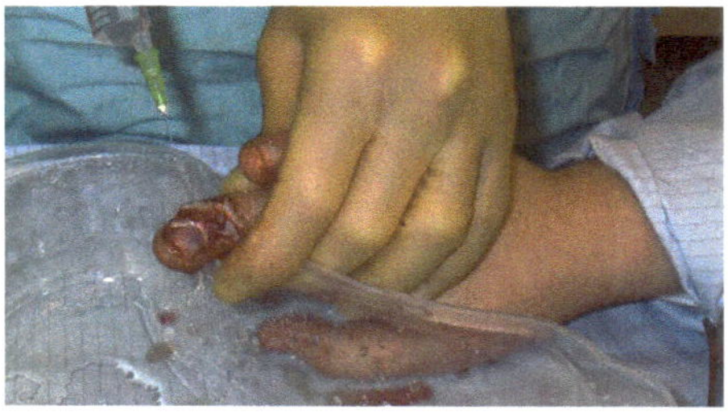

Abb. 8.2 Ein verletzter Finger wird in Kochsalzlösung gespült, bevor die Verletzung débridiert und verschlossen wird

Die Länge eines Lappens kann dadurch vergrößert werden, dass die tiefe Faszie oder ein durchgehendes Blutgefäß an der Lappenbasis einbezogen werden. Gelegentlich wird ein günstigeres kosmetisches Resultat dadurch erzielt, dass nur die Faszie als Lappen gehoben und die sie bedeckende Haut zurückgelassen wird. Die

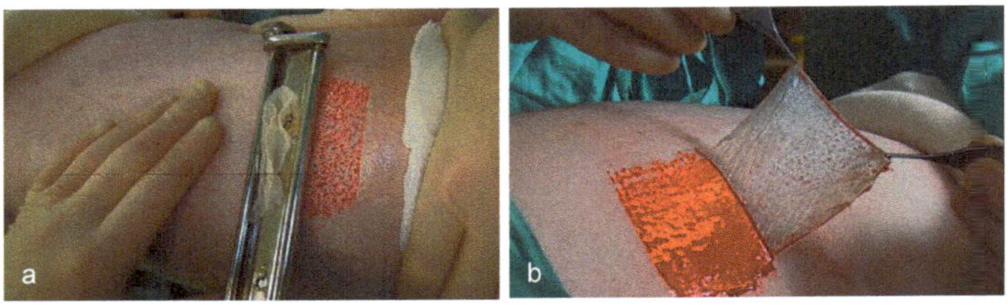

Abb. 8.3 a, b Gewinnung einer Spalthauttransplantats mit Hilfe eines Handmessers

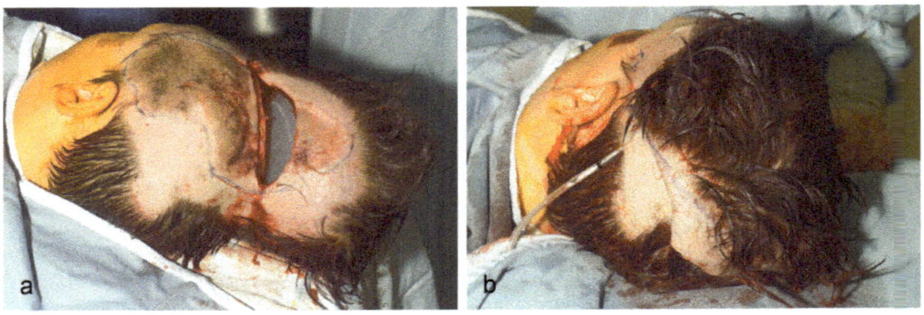

Abb. 8.4 a, b Ein Gewebeexpander wurde unter die rechte Hälfte der Kopfhaut eingebracht, um mit dem gewonnenen Gewebe eine Wunde verschließen zu können. Diese war bei der Entfernung eines kongenitalen melanozytischen Nävus entstanden

Bildung eines inselförmigen Lappens, der nur an seinem Gefäßstiel hängt, ermöglicht noch längere Stielbildungen und somit größere Mobilität und Vielseitigkeit. Es gibt aber auch Situationen, in denen kein benachbartes Gewebe zur Wunddeckung vorhanden ist und daher Gewebe durch mikrovaskuläre Operationstechnik an entfernt gelegenen Stellen gewonnen werden muss. Dieser Gewebetransfer – bekannt als freier Lappentransfer – ist die aufwändigste Technik auf der Wiederherstellungsleiter. Jedes Gewebe, das an einem geeigneten Gefäßstiel isoliert werden kann, kann zur Lappenplastik verwendet werden, einschließlich Muskulatur, Haut, Faszie, Fettgewebe, Nerven und Knochen.

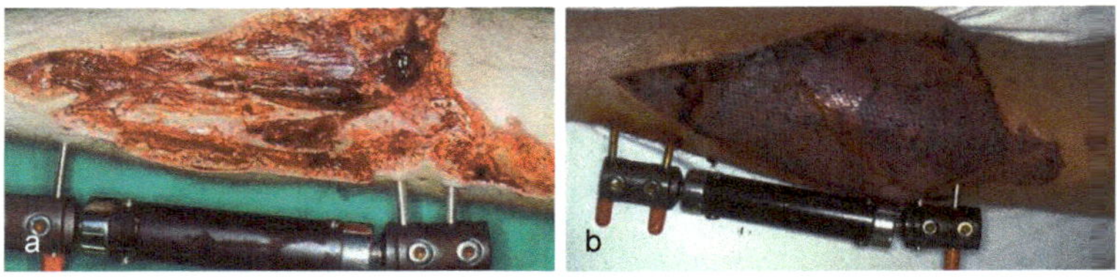

Abb. 8.5 a, b Offene Tibiafraktur (a). Wundverschluss durch einen freien Latissimus-dorsi-Muskellappen, der mit Spalthaut gedeckt wurde (b)

Besondere Wunden

Druckgeschwüre

Bei der chirurgischen Versorgung eines Druckgeschwürs (Dekubitus) muss unbedingt beachtet werden, dass das Geschwür mit Sicherheit rezidivieren wird, wenn die auslösende Ursache, d. h. die lokale Druckeinwirkung, unverändert fortbesteht. Ein chirurgischer Eingriff kann erst infrage kommen, wenn die intrinsischen (endogenen) und extrinsischen (exogenen) Faktoren beseitig sind. Einige Kliniken haben mobile Dekubitus-Behandlungsteams gebildet, die auf der Station im Krankenhaus, aber auch bei den Patienten zu Hause Behandlungen und Beratungen durchführen. Chirurgie sollte das letzte Mittel der Dekubitusbehandlung sein, denn ein chirurgisches Vorgehen würde das „onkologische" Débridement des Geschwürs bedeuten, u. a. das Ausschneiden von Osteomyelitis weit im Gesunden und das Abtragen von Knochenvorsprüngen. Der direkte

Wundverschluss ist meist nicht möglich, darum ist normalerweise eine plastische Deckung durch einen lokalen Verschiebelappen oder einen fasziokutanen oder myokutanen Lappen nötig.

Nekrotisierende Infektionen

Akute (foudroyante) Infektionen, z. B. die nekrotisierende Fasziitis, können innerhalb kürzester Zeit zu beträchtlichem Gewebeuntergang führen. Derartige Infektionen können von unterschiedlichen Erregern hervorgerufen werden; in nur ca. 15% der Fälle sind β-hämolysierende Streptokokken der Gruppe A die Ursache. Nach adäquater Reanimationsbehandlung einschließlich Antibiotika sollte sofort chirurgisch débridiert werden; das chirurgische Débridement ist in solchen Fällen oft lebensrettend. Innerhalb weniger Minuten können große Gewebsanteile absterben und nur durch sofortiges chirurgisches Débridement kann dieser Prozess angehalten werden. Große Wundflächen müssen anschließend im Rahmen der Wiederherstellungschirurgie mit Spalthaut gedeckt werden. Gewebelappen können gelegentlich nötig sein, wenn der Wundgrund für Spalthauttransplantation ungeeignet ist.

Arterielle Geschwüre

Die PAVK kann die primäre Ursache eines Geschwürs bzw. einer Wundheilungsstörung sein, sie kann aber auch eine Wundheilungsstörung anderer Genese signifikant verschlimmern. Arterielle Revaskularisierung mittels PTA oder Bypass-Chirurgie verbessert die arterielle Durchblutung des Unterschenkels und Fußes. Sie kann allein dadurch schon heilsam wirken bzw. die Wundheilung bei anderen Formen der rekonstruktiven Behandlung fördern oder überhaupt erst ermöglichen (die ohne ausreichende arterielle Durchblutung fehlschlagen würden, z. B. Transplantationen oder Lappenplastiken).

> Die meisten Wund-Typen, die in diesem Kapitel angesprochen werden, sind bereits im Einzelnen an anderer Stelle in diesem Buch erörtert worden

Débridement von nekrotischem oder infiziertem Gewebe ist ebenfalls eine Indikation für einen chirurgischen Eingriff. Bei chronischer Nicht-Heilung, bei Sepsis oder anhaltender Behinderung ist die Amputation von Zehen oder Gliedmaßen oft die beste Lösung, um eine rasche Abheilung zu erzielen und die Lebensqualität zu verbessern, wenn alle Möglichkeiten der arteriellen Revaskularisation ausgeschöpft sind. Durch geeignete Beratung mit dem multidisziplinären Team (d. h. mit dem Chirurgen, dem Prothesenmacher, der Fachkrankenschwester, dem Krankengymnasten, dem Beschäftigungstherapeuten und dem Hausarzt) erhält der Patient alle nötigen Informationen, um eine Entscheidung über eine Amputations-Behandlung treffen zu können. Unabhängig davon muss nach deutschem Recht über die Risiken eines Eingriffs aufgeklärt werden, u. a. darü-

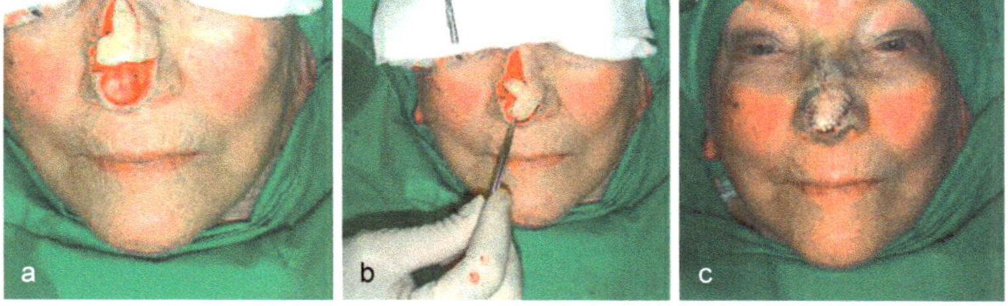

Abb. 8.6 a–c Die Exzision eines Tumors hat einen Defekt an der Nasenspitze hinterlassen; die Lappen wurden mobilisiert, aber noch nicht transponiert (a). Der eine Lappen ist auf den Defekt transponiert worden, der benachbarte Lappen wird auf die Entnahmestelle des ersten Lappens transponiert (b). Das Resultat (Beispiel für einen „random patterned" Lappen) (c)

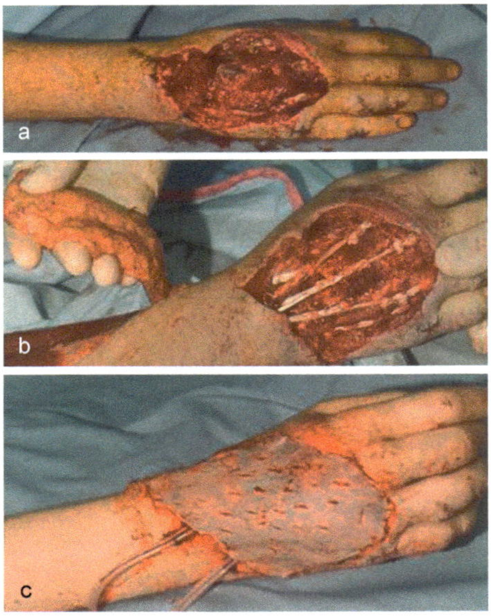

Abb. 8.7a–c Defekt am Handrücken mit offenen Frakturen und freiliegenden, beschädigten Sehnen (hier ist eine Hauttransplantation nicht indiziert) (a). Rekonstruktion mit einem distal angeschlossenen Fettgewebs-Faszienlappen unter Verwendung der Arteria radialis als Stiel. Die Gewebeentnahmestelle wurde mittels primärer Hautnaht verschlossen (b). Der Lappen nach Implantation; die Deckung erfolgte mit Spalthaut (c)

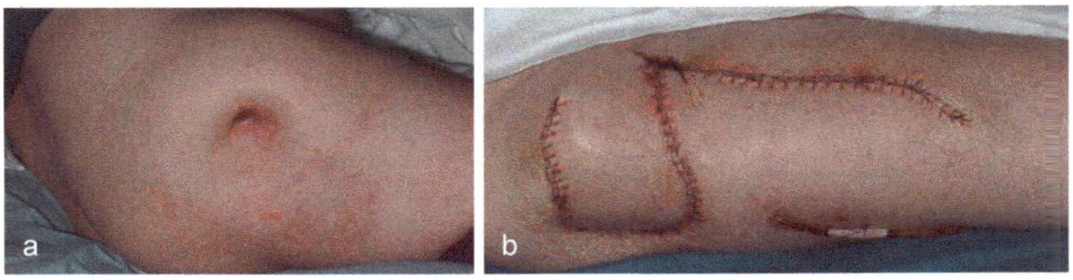

Abb. 8.8 a, b Chronisches Dekubitalgeschwür über dem Trochanter majus, das exzidiert wurde (a). Wiederherstellung mittels eines muskulokutanen Lappens aus dem Musculus tensor fascia lata (b)

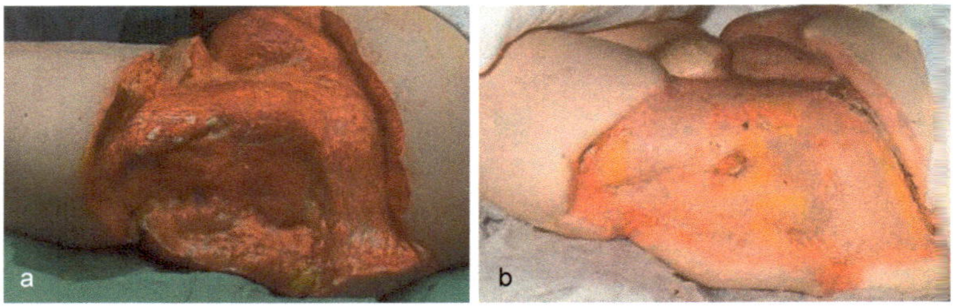

Abb. 8.9 a, b Nekrotisierende Fasziitis der Leiste nach chirurgischem Débridement (a). Deckung der Wunde mit Spalthaut (b)

ber, welche Folgen die Verwirklichung weiterer Risiken der Operation für die Lebensgestaltung des Patienten mit sich bringen könnte (Anm. d. Übers.). Der Prothesenmacher kann durch die Kenntnisse der neuesten Entwicklungen der modernen Prothesentechnik dem Chirurgen Tipps geben, wo er am besten amputieren soll (insbesondere bei Menschen über 70 Jahre, Anm. d. Übers.).

Geschwüre am diabetischen Fuß

Nach sorgfältigem Ausschluss einer proximalen sowie distalen PAVK werden die hypertrophischen, hyperkeratotischen Ränder des Geschwürs débridiert und Druckpunkte durch geeignete Einlagen bzw. einen Unterschenkel-Geh-Gips „entlastet". Im Unterschied zum Geh-Gips (Total Contact Cast) ist die therapeutische Wirkung von Einlagen nicht evidenzbasiert (Anm.d. Übers.; s. Kap. 3). Zum Zweck der Druckmilderung kann es auch nötig sein, Knochenprominenzen zur resezieren und Osteomyelitis abzutragen. Wenn es, trotz richtiger Behandlung mit Hauttransplantation oder Lappenplastik, immer wieder zu Druckgeschwüren und Infektionen kommt, ist möglicherweise die Amputation die beste Therapie. Um aber eine Amputation als ultima ratio zu vermeiden, ist eine konsequente Rezidivprophylaxe (s. Kap. 3) zwingend notwendig, z. B. podologische Behandlung, Schuhversorgung (s. „Nationale Versorgungsleitlinie Typ-2-Diabetes-Fußkomplikationen“, Deutsche Gesellschaft für Chirurgie, Mitteilungen 3/2007, S. 221 – 228, oder www.leitlinien.de/versorgungsleitlinien/diabetes2/9fuss/view; Anm. d. Übers.).

Pilonidalfisteln und -Abszesse

Chronische Fistelgänge werden bis zur Faszie des Kreuzbeins ausgeschnitten. Die Wunde wird der Sekundärheilung überlassen oder mit Hilfe einer „Z-Plastik“ verschlossen (diese Technik beinhaltet die Verschiebung zweier dreieckiger Lappen gegeneinander, wobei sich ein Hautgewinn in Längsrichtung zu Lasten der Querrichtung ergibt) oder mit Hilfe einer Nahlappenplastik.

Hautkrebs (mit Ausnahme des Melanoms)

Basaliome und Spinaliome sind die beiden häufigsten Krebs-Arten der Haut und beide ulzerieren typischerweise. Ein Spinaliom kann sich außerdem aus jeder chronischen Wunde entwickeln. Die Behandlung erfordert die Exzision weit im Gesunden: Beim Basaliom ist ein Sicherheitsabstand von 3 mm üblich, beim Spinaliom beträgt er 5 mm. Präoperativ sollte ein Abstrich vom Tumor/Ulkus gemacht werden, um eine gezielte perioperative Antibiotikagabe zu ermöglichen (Wundinfektionen sind häufig nach Exzision dieser Tumoren). Röntgenbestrahlung, Kürettage, Kryochirurgie und photodynamische Therapie sowie eine Reihe neuester lokaler Behandlungsformen können zur Behandlung des Basalioms angewandt werden. Doch keine dieser Therapien ermöglicht die definitive histologische Befundung des Tumors, noch ist sie der chirurgischen Exzision ebenbürtig hinsichtlich der Rezidivvermeidung.

Schweißdrüsenabszess

Das chirurgische Vorgehen besteht in der Exzision der befallenen Region, unter Hinterlassung einer großen Hautwunde, die nicht primär verschlossen werden kann. Die Sekundärheilung dauert viele Wochen mit ständigen Verbandswechseln und birgt die Gefahr der Narbenkontraktur. Hauttransplantation kann versucht wer-

Tab. 8.1 Venöse Beingeschwüre

- Folgende chirurgische Eingriffe können indiziert sein: Spalthautdeckung bei sauberem Geschwürgrund; Transplantation von Haut-Stanzen (kleine Epidermis-Inseln, die von gesunden Körperteilen entnommen und direkt auf den Wundgrund gesetzt werden; Reverdin-Technik); Exzision des Geschwürs und Deckung des Defekts mit Spalthaut.
- Diese Techniken können die Heilung, verglichen mit Wundauflagen oder Kompression, beschleunigen. Der Preis dafür ist die Wunde an der Entnahmestelle, die vielleicht verzögert zuheilt wegen Infektion oder anderer Begleiterkrankungen (z. B. Diabetes).
- Komplexere Verfahren, z. B. die Deckung mit einem Lappen, können indiziert sein, wenn Sehnen oder Knochen freiliegen. Künstlicher Hautersatz ist versucht worden (s. a. Kap. 13), doch ist dies noch ein teures und experimentelles Verfahren.

den, ist aber auch mit den Risiken der Wundheilungsstörung und der Narbenkontraktur verbunden. Der beste Wundverschluss ist die Lappenplastik; sie kann die Abheilung beschleunigen und das Kontraktur-Risiko minimieren.

> Bei Geschwüren am diabetischen Fuß kann die Amputation eines Strahls (Mittelfußknochen samt Zeh) infrage kommen oder die Amputation im Vorfußbereich, im Mittelfuß, im Rückfuß bzw. unterhalb des Knies.

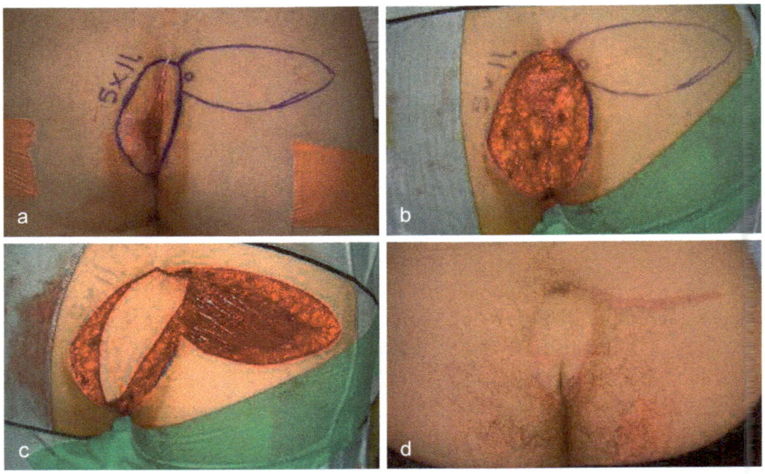

Abb. 8.10 a–d Rezidivierende Pilonidalzyste (der Patient ist bereits 14-mal operiert worden!); ein Perforans-Lappen für eine Perorans-Lappen-Plastik, d. h. eine Hautlappenplastik ohne Faszie oder Muskel, wird angezeichnet (a). Defekt nach Exzision bis zur Sakral-Faszie (b). Der Lappen wird auf den Defekt transponiert (c). Befund ein Jahr nach dem Eingriff , kein Rezidiv (d)

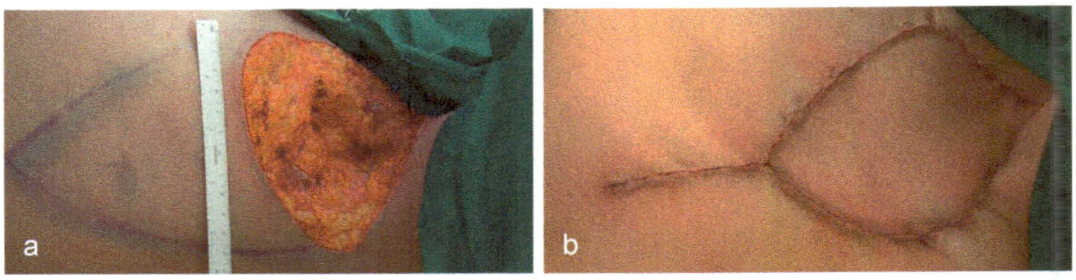

Abb. 8.11 a, b Gewebsdefekt nach Exzision eines Schweißdrüsenabszesses (Hidradenitis suppurativa) wurde mit einer V-Y-Insel-Lappenplastik geschlossen (auf der Basis von Perforans-Gefäßen aus der Arteria thoracodorsalis)

Literatur

Hasham S, Matteucci P, Stanley PRW, Hart NB. Necrotising fasciitis. BMJ 2005; 330: 830–3.
Leaper DJ, Harding KG, eds. Wounds: biology and management. Oxford: Oxford Medical Publications, 1998.
McGregor AD, McGregor IA. Fundamental techniques of plastic surgery, and their surgical applications. 10th ed. London: Churchill Livingstone, 2000.
Téot L, Banwell PE, Ziegler UE, eds. Surgery in wounds. Berlin: Springer, 2004.

KAPITEL

9 Wundauflagen

Vanessa Jones, Joseph E. Grey, Keith G. Harding*

Traditionell wird eine Wunde mit einer sterilen Baumwollkompresse bedeckt, die mit steriler Kochsalzlösung befeuchtet ist und dem Austrocknen überlassen wird (wet-to-dry; das Austrocknenlassen ist in Deutschland nicht üblich und wird durch rechtzeitige Verbandswechsel verhindert; Anm. d. Übers.). Wundauflagen, die ein feuchtes Milieu erhalten, werden heutzutage als optimal zur Förderung der Wundheilung angesehen (für infizierte Wunden nicht evidenzbasiert; Anm. d. Übers.). Feuchtigkeit unter einer okkludierenden Wundauflage steigert nicht nur die Epithelisierungsrate, sie fördert die Heilung durch Feuchtigkeit selbst und durch die Anwesenheit einer initial niedrigen Sauerstoffspannung (die der Entzündungsphase förderlich ist). Baumwollgaze hat diese Eigenschaften nicht. Baumwollgaze kann den in Abheilung befindlichen Wundgrund aufreißen, wenn sie an der Wunde angetrocknet ist und man sie – ohne sie erneut zu befeuchten – abzieht: So kann das Gewebe beschädigt werden. Baumwollgaze wird derzeit in Großbritannien nur selten verwendet.

Okklusiv-Auflagen schreibt man eine fördernde Wirkung auf das Zellwachstum sowie auf die Zellaktivität zu; diese Wirkung soll durch den optimalen Rückhalt des Wundsekrets mit seinen lebenswichtigen Proteinen und Zytokinen (die als Reaktion auf eine Verletzung gebildet werden) zustande kommen. Diese Substanzen des Wundsekrets erleichtern die autolytische Wundreinigung und begünstigen die Wundheilung (vgl. aber auch Kap. 3. Vakuum-Versiegelung; Anm. d. Übers.). Der folgende Beitrag beschreibt Wundauflagen, die aktuell in Großbritannien gebräuchlich sind.

Leicht ablösbare Wundauflagen

Leicht ablösbare, nicht klebende Wundauflagen sind preiswert und weit verbreitet. Ihre wichtigste Funktion ist, das Wundsekret in eine sie bedeckende Verbandsschicht übertreten zu lassen, ohne dass der Wundgrund austrocknet. Die meisten Wundauflagen dieser Art sind auf der Basis von Tüll (netzartiges Textilgewebe oder mehrschichtige oder perforierte Plastikfolie) gefertigt und mit Paraffin oder Chlorhexidin imprägniert. Sie sollen das Festkleben des Verbands am Wundgrund verhindern und sind deswegen besonders nützlich bei Patienten mit empfindlicher oder fragiler Haut.

Semipermeable Folien

Semipermeable Folien stellten den ersten großen Forschritt in der Wundbehandlung dar und leiteten ein Umdenken in der praktischen Wundversorgung ein. Es sind dies sterile, mit hypoallergenem Acrylkleber beschichtete Polyurethan-Folien, die wegen ihrer Durchsichtigkeit hauptsächlich zur primären Wundbedeckung verwendet werden. Sie sind undurchlässig für Flüssigkeiten und Bakterien, aber nicht für Luft und Wasserdampf. Die Menge des durchgelassenen Wasserdampfs hängt ab von der (Umgebungs-)Feuchtigkeit und der Durchlässigkeitsrate der Folie, die je nach Produkt bzw. Hersteller unterschiedlich ist. Auf diese Weise erzeugen semipermeable Folien ein feuchtes Wundmilieu. Folien sind flexibel und daher gut geeignet für

* (V. Jones, J. E. Grey, K. G. Harding. Wound dressings. BMJ 2006; 332: 777–780)

Wunden an anatomisch „schwierigen“ Stellen, z. B. an Gelenken. Große Sekretmengen können sie nicht halten, und sie können zu Mazerationen der Haut in der Umgebung von Wunden führen, wenn sie unüberlegt angewendet werden.

Die modernen Wundauflagen basieren auf dem Prinzip der feuchten Wundbehandlung.

Tab. 9.1 Eigenschaften einer idealen Wundauflage

- garantiert ein hohes Maß an Feuchtigkeit in der Wunde und nimmt zugleich überschüssiges Sekret auf
- gibt keine Partikel bzw. Toxine an die Wunde ab
- nicht-toxisch und allergenfrei
- schützt die Wunde vor weiterer Traumatisierung
- kann ohne Traumatisierung von der Wunde entfernt werden
- für Bakterien undurchdringlich
- isoliert gegen Temperatureinflüsse
- behindert den Gasaustausch nicht
- bequem und angemessen
- preiswert
- lange lagerungsfähig

Tab. 9.2 Leicht ablösbare Wundauflagen, geeignet für ebene, flache Wunden ohne viel Sekret

Tüll-Basis: Bactigras®, Jelonet®, Paranet®, Paratulle®, Tullegras®, Unitulle®, Ugrotul®

Textil-Basis: Atrauman®, Mepilex®, Mepitel®, NA Dressing®, NA Ultra®, Tegapore®, Tricotex®

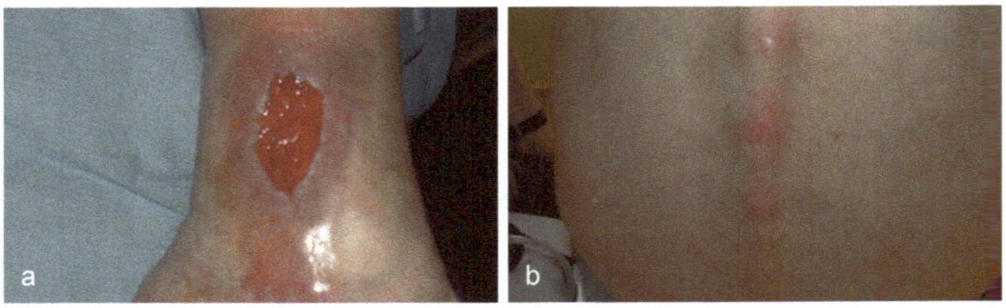

Abb. 9.1 a, b Gesundes venöses Geschwür, geeignet für eine leicht ablösbare Wundauflage (a). Wunde geeignet für semipermeable Folie (b)

Tab. 9.3 Semipermeable Folie

Beispiel: Bioclusive®, Mefilm®, Opsite Flexigrid® (ist in Großbritannien nicht verschreibungsfähig), Opsite Plus®, Tegaderm®

- geeignet für ebene, flache Wunden ohne viel Sekret
- fördern feuchtes Wundmilieu
- klebt auf der Haut, aber nicht auf der Wunde
- durchsichtig (das Inspizieren der Wunde ist möglich)
- kann mehrere Tage auf der Wunde belassen werden
- kann auch als Pflaster über einer anderen Wundauflage benutzt werden
- polstert die Wunde nicht ab
- ist ungeeignet bei infizierten oder stark sezernierenden Wunden

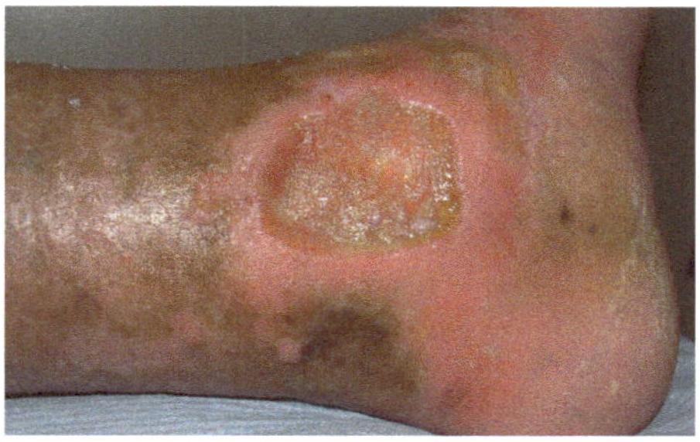

Abb. 9.2 Venöses Beingeschwür, geeignet für Hydrokolloid-Wundauflage

Hydrokolloide

Natriumcarboxymethyl-Zellulose, Gelatine, Pektin, Elastomere und Klebstoffe werden auf einer semipermeablen Folie (oder einer Schicht Kunststoff-Schaum) aufgetragen und bilden eine flache, okkludierende Wundauflage, die auf der Wundoberfläche ein Gel entstehen lässt (das die feuchte Wundheilung fördert). Quervernetzungen der verwendeten Materialien beeinflussen die Viskosität dieses Gels an der Unterseite der Auflage. Dieses trübe soßige Gel, das gelblich aussehen und übel riechen kann, kann von unbedarften Zeitgenossen mit einer Infektion verwechselt werden. Bei Brandwunden muss dieses Gel entfernt werden, um die Wunde richtig beurteilen zu können (s. Kap. 7). Hydrokolloide sind praktisch undurchlässig für Dampf und Luft; sie können daher zum Rehydrieren von trockenen, nekrotischen Krusten eingesetzt werden, um die autolytische Wundreinigung zu fördern. Sie sollen auch den Wundschmerz mildern. Ihre Barriere-Eigenschaften erlauben es den Patienten, zu baden oder zu duschen und die normalen täglichen Dinge zu verrichten, ohne die Wunde zu irritieren bzw. zu verunreinigen. Vorsicht ist allerdings geboten bei der Anwendung von Hydrokolloiden auf Wunden, die häufig inspiziert werden müssen, z. B. Geschwüre am diabetischen Fuß.

Hydrokolloid-Fasern sind neuerdings erhältlich in Gestalt eines hydrophilen, nicht gewebten, dünnen Textil-Gespinstes, das als Hydrofaser-Wundauflage bezeichnet wird. Bei Kontakt mit Wundsekret quellen diese trockenen Fasern auf und wandeln sich in eine weiche Gel-Schicht um, was sie als Wundauflage bei stark sezernierenden Wunden geeignet erscheinen lässt.

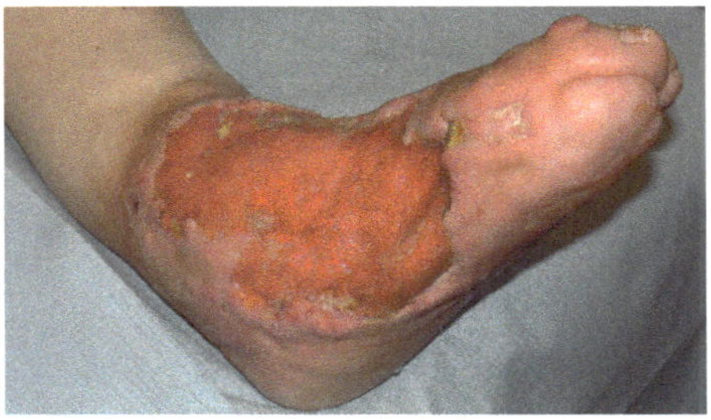

Abb. 9.3 Wunde mit ektoper Kalzifizierung, geeignet für Hydrofaser-Wundauflage

Hydrogele

Hydrogele bestehen aus einer Matrix unlöslicher Polymere mit bis zu 96% Wassergehalt, was sie befähigt, Wassermoleküle an den Wundgrund abzugeben und ein feuchtes Wundmilieu zu erhalten. Da die Polymere nur teilweise hydriert sind, haben die Hydrogele überdies die Fähigkeit, auch einen Teil des Wundsekrets zu absorbieren (je nach Produkt/Hersteller unterschiedlich). Sie sind durchlässig für Dampf und Sauerstoff; ihre Durchlässigkeit für Bakterien und Wasser hängt jedoch auch vom Verbandsmaterial ab, mit dem sie abgedeckt werden. Hydrogele gelten als Standard-Wundauflage bei schmierigen oder nekrotischen Wunden. Sie sind nicht indiziert bei stark sezernierenden Wunden oder bei Gangränen; letztere sollten trocken gehalten werden, um das Infektionsrisiko zu minimieren.

Alginate

Alginate werden aus natürlichen Kalzium- und Natrium-Salzen der Alginsäure hergestellt, die bei einer bestimmten Sorte Braunalgen vorkommt (Phaeophyceae). Sie lassen sich in zwei Gruppen einteilen: solche mit 100% Kalziumalginat und solche mit einer Kombination aus Kalzium- und Natriumalginat im Verhältnis 80:20.

Alginate enthalten viel Mannuronsäure bzw. Guluronsäure. Von den Anteilen dieser Säuren ist jeweils abhängig, wie viel Sekret ein Alginat aufnehmen kann und ob es dabei seine ursprüngliche Form behält. Bei Kontakt mit Wundsekret lösen sich Alginate teilweise auf und bilden ein Gel, indem sie Natriumionen aus dem Sekret im Austausch gegen Kalziumionen aus dem Alginat aufnehmen. Alginate mit hohem Anteil an Mannuronsäure (z. B. Kalstostat®) können leicht mit NaCl-Lösung aus einer Wunde ausgewaschen werden; Alginate mit viel Guluronsäure dagegen (z. B. Sorbsan®) tendieren dazu, ihre Form beizubehalten und sollten daher im Ganzen von der Wunde abgehoben werden.

Alginate können das 10- bis 20fache ihres Gewichts an Flüssigkeit aufnehmen – diese Eigenschaft macht sie geeignet für stark sezernierende Wunden. Sie sollten daher nicht bei Wunden verwendet werden, die nur wenig oder gar kein Sekret produzieren; sie würden festkleben, was beim Verbandswechsel Schmerzen verursachen und gesundes (Granulations-)Gewebe beschädigen würde.

Tab. 9.4 Hydrokolloid- und Hydrofaser-Wundauflagen

Wundauflagen-Typ	Anwendungsbereiche
Hydrokolloid-Platten (Bögen): Alione®, CombiDERM®, CombiDERM N®, Comfeel®*, Comfeel Plus®, CutiNova Thin®*, Comfeel®*, Comfeel Plus®, CutiNova Thin®*, DuoDERM Extra Thin®*, Granuflex®*, Tegasorb®, Tegasorb Thin®	Wundhöhlungen oder flache Wunden mit mäßiger Sekretion; absorbierend; gut anzupassen in Problemzonen wie Ferse, Ellenbogen, Sakrum
Hydrokolloid-Paste: GranuGel ®Paste*	kann tagelang in der Wunde belassen werden; ist gut für die Granulation; kann Mazerationen hervorrufen
Hydrofasern: Aquacel® (Hydrofaser), Versiva®	gut bei flachen wie ausgehöhlten Wunden, bei mäßiger bis starker Sekretion, absorbiert stark, klebt nicht, kann tagelang in einer Wunde belassen werden, braucht Schutzverband zur Bedeckung

* Diese Präparate sind in Großbritannien nicht verschreibungsfähig.

Hydrokolloide (auch Hydrofasern) werden neuerdings oft bei Wunden eingesetzt, bei denen früher traditionell Alginate bevorzugt wurden.

Tab. 9.5 Hydrogele
Beispiele: Aquaform®, Intrasite®, GranuGel®, Nu-Gel®, Purilon®, Sterigel®
• befeuchten wenig oder mäßig sezernierende Wunden
• geeignet für Wunden mit schmierigen Belägen oder Nekrosen
• gut bei flachen wie ausgehöhlten Wunden
• können tagelang in einer Wund belassen werden
• müssen mit Schutzverband bedeckt werden
• können Mazeration hervorrufen

Tab. 9.6 Alginate
Beispiele: Algisite®, Algosteril®, Kaltostat®* Melgisorb®, SeaSorb®, Sorbsan®, Sorbsan SA®* Tegagen®, Urgosorb®
• gut bei ausgehöhlten Wunden und Fistelgängen
• gut bei allen stark sezernierenden Wunden
• stark absorbierend
• müssen mit Schutzverband bedeckt werden
• müssen täglich erneuert werden
* Diese Präparate sind in Großbritannien nicht verschreibungsfähig.

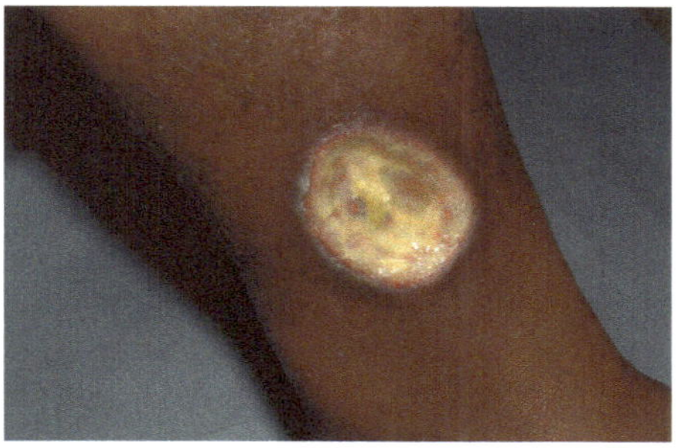

Abb. 9.4 Trockene, schmierig belegte Wunde, geeignet für Hydrogel-Wundauflage

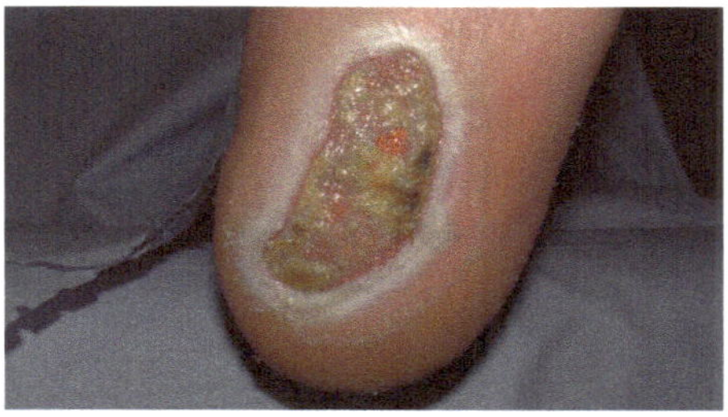

Abb. 9.5 Diabetisches Fußulkus mit umgebender Haut-Mazeration, geeignet für Alginat-Wundauflage

Schaum-beschichtete Auflagen

Derartige Wundauflagen sind dünn entweder mit Silikon- oder Polyurethanschaum beschichtet. Sie sind durchlässig für Wasserdampf und Sauerstoff und isolieren den Wundgrund gegen Temperatureinflüsse. Wundauflagen mit Polyurethanschaum (z. B. Epigard®) bestehen meist aus einem hydrophilen Belag für den Kontakt mit der Wunde, einer Trägerschicht und einer hydrophoben Außenschicht. Diese Konstruktion sorgt für eine große Absorptionskapazität bzw. die Verteilung des Exsudats auf die gesamte absorbierende Innenbeschichtung und verhindert das Austreten von Exsudat nach außen durch die semipermeable Außenschicht.

Polyurethanschaum ist außerdem in einer Form erhältlich, mit der man Wundhöhlen ausfüllen kann: Sie besteht aus kleinen, hydrophilen Schaum-Chips in einem Säckchen aus perforierter Polymer-Folie.

Silikonschäume bestehen aus einem Polymer von Silikon-Elastomeren. Dieses entsteht durch Mischung von zwei flüssigen Komponenten, dehnt sich in der Wunde aus und füllt sie mit einer weichen, offenzelligen Wundauflage. Der größte Vorteil dieses Schaums ist seine Fähigkeit, Exsudat aufzunehmen. Darüber hinaus schützen Silikonschäume die Umgebung einer Wunde vor weiteren Schäden.

Antimikrobiell wirksame Wundauflagen

Silber in Form von Silberionen oder Silbernanokristallen wird seit Jahren zur antimikrobiellen Lokalbehandlung besonders von Brandwunden verwendet (Silbersulfadiazin-Creme). Neuerdings werden auch Wundauflagen mit Silberimprägnierung hergestellt, wodurch sich der Anwendungsbereich von Silber erweitert hat auf viele andere Wund-Typen, die entweder kolonisiert oder infiziert sind.

Jod hat ebenfalls die Fähigkeit, die mikrobielle Besiedelung chronischer Wunden zu reduzieren. Klinisch wird es meist in einer von zwei Formen verwendet: a) Povidon-Jod (Polyvinylpyrrolidon-Jod-Komplex), ein Jodophor (eine Verbindung von Jod mit einem nicht-ionischen Surfactant), u. a. als imprägniertes Gitternetz-Textil hergestellt; b) Cadexomer-Jod (pulverförmige dreidimensionale Stärkemolekül-Komplexe mit 0,9 % Jod). Cadexomer-Jod hat gute Absorptionseigenschaften: 1 g Cadexomer-Jod kann bis zu 7 ml Flüssigkeit aufnehmen. Bei Aufnahme von Flüssigkeit wird Jod freigesetzt, was die Bakterien in der Wunde reduziert und Zelltrümmer beseitigt. Dieser Wirkmechanismus ermöglicht die Abgabe von Jod über lange Zeit und so, zumindest theoretisch, einen konstanten Jodspiegel am Wundgrund.

Bei Patienten mit Schilddrüsenerkrankungen ist Vorsicht geboten, denn für sie könnte die Jodaufnahme aus der Wunde gefährlich werden. Aus diesem Grund sollte bei Patienten, bei denen Jod zur Wundbehandlung verwendet wird, die Schilddrüsenfunktion kontrolliert werden.

Metronidazol-Gel wird oft auf übel riechende, von anaeroben Bakterien infizierte Wunden zur Beherrschung des Geruchs aufgetragen. Diese Maßnahme ist besonders bei malignen Wunden nützlich, die mit Pilzen infiziert sind. Metronidazol-Gel kann als Monotherapie oder in Kombination mit anderen Wundauflagen verwendet werden.

Unerwünschte Wirkungen von Wundauflagen

Eine unerwünschte Wirkung ist die Hautmazeration in der Umgebung einer stark sezernierenden Wunde, die bei Verwendung von Wundauflagen mit zu schwacher Absorptionskapazität vorkommen kann. Ist dagegen die Absorptionskapazität sehr hoch, muss die Auflage häufiger erneuert werden; daneben müssen Ursache (z. B. Infektion) und Therapie der Sekretion überprüft werden. Hydrokolloidauflagen, die nur alle drei bis sieben Tage erneuert werden, können z. B. das Infektionsrisiko dramatisch erhöhen (Lithner F, 1990; Anm. d. Übers.)

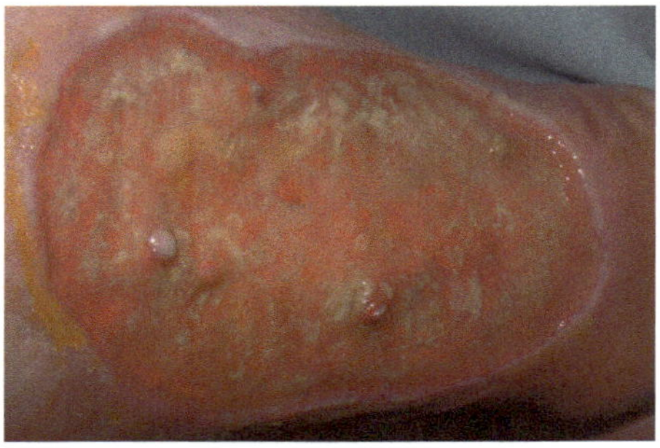

Abb. 9.6 Venöses Beingeschwür bei chronischem Ödem, geeignet für Schaum-Wundauflage

Die Ionen-Austausch-Eigenschaften mancher Alginate machen sie wertvoll als Hämostyptika, weshalb sie besonders nützlich zum Austamponieren von Wunden sind.

Tab. 9.7 Schaum-Wundauflagen

Schaum-Typ	Anwendungsbereiche
selbstklebende Platten/Bögen: Allevyn Adhesive®, Allevyn Lite Islands®, Allevyn Thin®, Allevyn Plus Adhesive®, Biatain Adhesive®, Lyofoam Extra Adhesive®, Tielle Plus®, Tielle Lite®, Tielle®	ebene, flache Wunden (Absorption von Exsudat variiert je nach Schaum), polstern etwas, können zwei bis drei Tage lang auf einer Wunde bleiben
nicht-klebende Platten/Bögen: Allevyn®*, Allevyn Lite®, Lyofoam®*, Lyofoam Extra®*	müssen mit Schutzverband bedeckt werden
Allevyn Cavity®, Allevyn Plus Cavity®, Cavi-Case®	Wundhöhlungen mit mäßiger bis starker Sekretion

* Diese Präparate sind in Großbritannien nicht verschreibungsfähig.

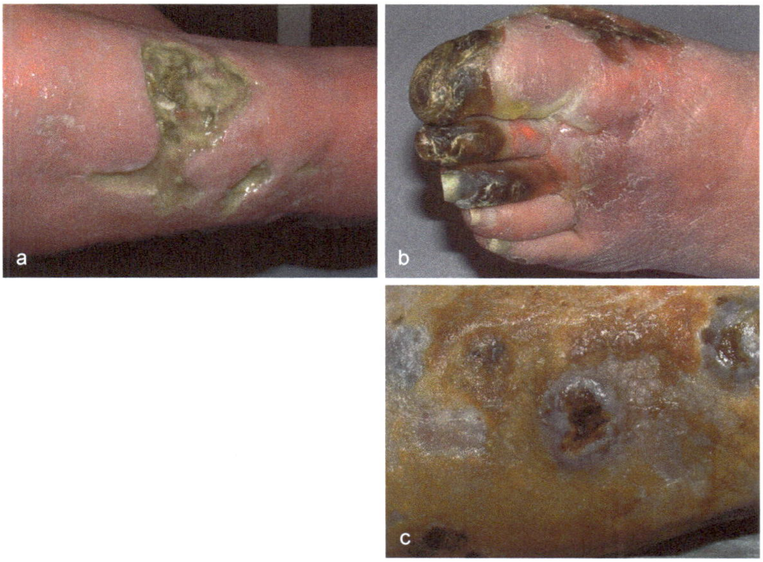

Abb. 9.7 a–c Schmierig belegtes, infiziertes arterielles Geschwür, geeignet für antimikrobielle Wundauflage (mit Silber oder Jod) (a). Gangränöser Fuß, geeignet für antimikrobielle Wundauflage mit Jod (b). Übel riechendes, geschwürig zerfallendes malignes Melanom, geeignet für Lokalbehandlung mit Metronidazol (c)

Tab. 9.8 Antimikrobielle Wundauflagen

Zur Anwendung bei allen lokal infizierten Wunden
- Acticoat®
- Actisorb Silver 200®
- Acquacel Ag®
- Arglaes®
- Avenace®
- Inadine®
- Iodoflex®
- Iodosorb®
- Metrotop Gel®

9

Die falsche Anwendung von Wundauflagen kann zu unerwünschten Wirkungen führen.

Die Haut in der Umgebung einer stark sezernierenden Wunde kann zu ihrem Schutz geschmeidig gemacht werden (z. B. durch Auftragen einer Mischung aus weißem weichen und flüssigem Paraffin 50 : 50) oder mit Folien (z. B. Cavilon®) beklebt werden. Umgekehrt kann eine stärker absorbierende Wundauflage auf einer trockenen Wunde das Granulationsgewebe schädigen und Schmerzen beim Verbandwechsel hervorrufen.

Nicht selten treten allergische Reaktionen auf: Die betreffende Wundauflage sollte dann nicht mehr angewandt werden und die Haut gegebenenfalls mit lokal wirksamen Steroiden behandelt werden. Klebepflaster zur Fixierung der Wundauflagen sind oft die Ursache von Allergien. Viele Wundauflagen erfordern einen zusätzlichen, dicken Verband, z. B. eine Kompresse auf einer stark sezernierenden Wunde. Solche zusätzlichen Verbände sollten nicht zu stramm sitzen, insbesondere bei Patienten mit PAVK.

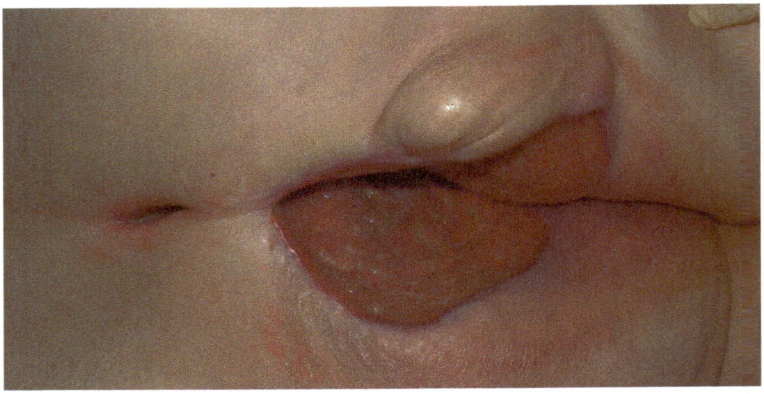

Abb. 9.8 Wunde nach abdominosakraler Resektion, mit Vakuum-Versiegelung behandelt. Die Wundränder werden mit einer Schutzcreme bestrichen, um Hautmazeration zu vermeiden

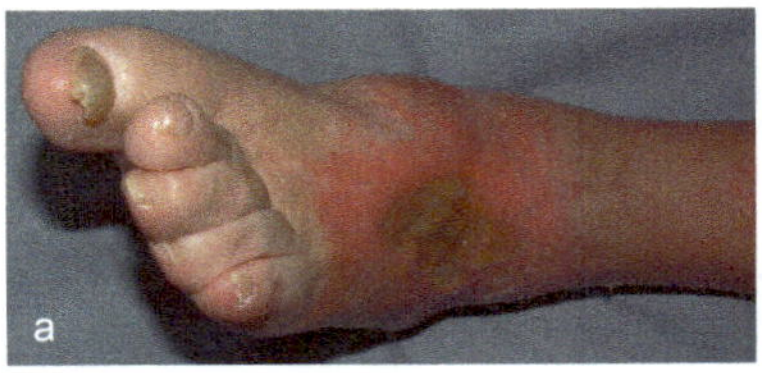

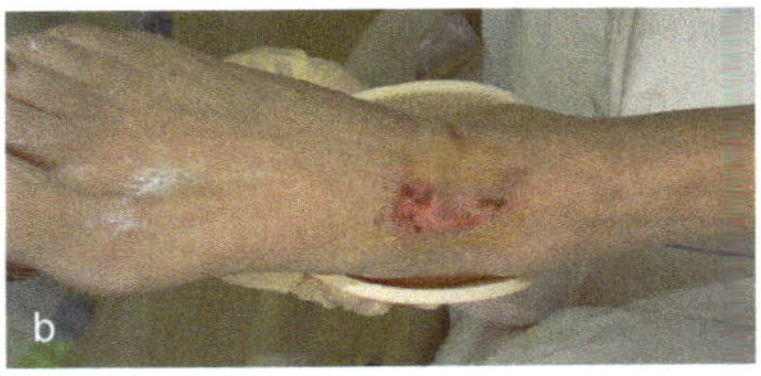

Abb. 9.9 a, b Allergische Reaktion auf eine Wundauflage, die zur Behandlung eines Beingeschwürs verwendet wurde Die scharfe Abgrenzung der Rötung entspricht der Größe der Wundauflage (a). Ulzeration am Fußrücken durch zu stramme Bandagierung (b)

Aktuelle wissenschaftliche Hinweise zur Verwendung von Wundauflagen

(Anm. d. Übers.)
Die Bedeutung der Wundauflagen, die Jones et al. betonen, wird durch eine kürzlich publizierte Studie relativiert, der zufolge es als erwiesen angesehen werden kann, dass die Heilungsrate venöser Beingeschwüre von der Art der Wundauflage unter dem Kompressionsstrumpf unabhängig ist. Der wesentliche Faktor für die Heilung ist die Kompression selbst (Palfreyman S et al., 2007).

Bezüglich der Anwendung von Wundauflagen mit Silber existieren bislang weder zur klinischen Wirksamkeit, noch zu Kosten, Langzeitnutzen und Nebenwirkungen randomisierte kontrollierte Untersuchungen. Dies ergab eine aktuelle Übersichtsarbeit (Bergin SM, Wraight P, 2006).

Literatur

Bergin SM, Wraight P. Silver based wound dressings and topical agents for treating diabetic foot ulcers. Cochrane Database of systematic Reviews 2006, Issue 1, Art. No. CD005082.

Choucair M, Phillips T. A review of wound healing and dressings material. Skin and Aging 1998; 6:(suppl): 37–43.

Hermans MH, Bolton LL. Air exposure versus occlusion: merits and disadvantages of different dressings. J Wound Care 1993; 2: 362–5.

Lithner F. Diabetes Care 1990; 13: 814–815.

Morgan DA. Wound management products in the drug tariff. Pharmaceutical Journal 1999; 263: 820–5.

Palfreyman S, Nelson EA, Michaels JA. Dressings for venous leg ulcers: a systematic review and meta-analysis. BMJ 2007; 335: 244–248.

Thomas S, Leigh IM. Wound dressings. In: Leaper DJ, Harding KG, eds. Wounds: biology and management. Oxford: Oxford University Press, 1998: 166–83.

Turner TD. Development of wound management products in chronic wound care. In: Krasner D, Rodeheaver G, Sibbald RG, eds. Chronic wound care: a clinical source book for healthcare professionals. 3rd ed. Wayne, PA: HMP Communications, 2001.

Vermeulen H, Ubbink D, Goossens A, de Vos R, Legemate D. Dressings and topical agents for surgical wounds healing by secondary intention. Cochrane Database Syst Rev 2005; (4): CD003554.

Winter G. Formation of scab and the rate of epithelialisation of superficial wounds in the skin of the young domestic pig. Nature 1962; 193: 293–4.

KAPITEL

Brendan Healy, Andrew Freeman*

10 Infektionen

Manche Wunden heilen trotz optimaler Versorgung nur sehr langsam. Die klinische und mikrobiologische Herausforderung besteht darin, diejenigen Wunden zu identifizieren, die nur wegen einer Infektion oder zu großer Bakterienlast schlecht heilen und die von einer lokalen oder systemischen antimikrobiellen Behandlung profitieren.

Pathogene Keime, die sich in ambulant erworbenen, oberflächlichen Wunden nachweisen lassen, sind gewöhnlich Staphylokokken und Streptokokken. In Bisswunden finden sich oft ungewöhnliche Keime, je nachdem, von welchem Lebewesen der Biss stammt. Das Spektrum der Erreger in chirurgischen Wunden variiert je nach der anatomischen Lokalisation des Eingriffs. Zunehmend häufiger treten Antibiotika-resistente Erreger auf, z. B. der Methicillin-resistente Staphylococcus aureus (MRSA), sie sind typische Krankenhaus-Keime.

Wann sollten Wunden mikrobiologisch Untersucht werden?

Von allen Wunden einen Abstrich zu machen ist unsinnig: Abstriche sollten nur von offensichtlich infizierten Wunden gemacht werden und von Wunden mit schlechter oder sich verschlechternder Heilungstendenz trotz optimaler Behandlungsbedingungen. Folgende Anzeichen für eine Wundinfektion können auftreten: Rötung, Schwellung, eitrige Sekretion, übler Geruch, Schmerz und allgemeine (systemische) Krankheitszeichen ohne Hinweis auf eine andere Ursache. Diskrete Hinweise auf eine lokale Wundinfektion sind u. a. ein pathologisches „schaumiges" Granulationsgewebe, das bei Berührung leicht blutet sowie Gewebsuntergang in der Wunde mit Entstehung von Epithelbrücken.

Methoden der Materialgewinnung

Oberflächlicher Wundabstrich: Diese Methode ist leicht anwendbar, kostet relativ wenig und ist nicht-invasiv. Aus diesen Gründen ist der oberflächliche Wundabstrich in den meisten Fällen die vernünftigste Methode, um Material für die mikrobiologische Diagnostik zu gewinnen. Die Bakterienkulturen solcher Abstriche weisen jedoch nicht selten nur die oberflächliche Bakterienbesiedelung nach und sind nicht repräsentativ für Keime, die tiefer in das Gewebe eingedrungen sind. Letzteres gilt insbesondere für tiefe chirurgische Wunden bzw. tiefe penetrierende Verletzungen, die nicht nur durch extern eingeschleppte, sondern auch mit innerlich ortsständigen Keimen, z. B. Darmkeimen infiziert sein können.

Gewebe und Eiter: Beides sollte nach Möglichkeit zur mikrobiologischen Diagnostik gewonnen werden, denn die Kulturen dieser Materialien sind meist eher repräsentativ für die pathogene Flora. Außerdem sind sie für qualitative mikrobiologische Auswertungen und für andere Techniken zur Steigerung der diagnostischen Ausbeute geeignet. Gewebsbiopsien sollten immer dann durchgeführt werden, wenn eine Wunde zu therapeutischen Zwecken debridiert wird, im Fall einer Osteomyelitis und bei mangelnder Effektivität des oberflächlichen Wundabstrichs.

---

* (B. Healy, A. Freeman. Infections. BMJ 2006; 332: 838–841)

Wenig invasive Techniken der Materialgewinnung: Dazu gehören Dermabrasion und verschiedene Absorptions-Polster, die produziert und vermarktet werden. Keine dieser Methoden hat bis jetzt Eingang in die Routine gefunden.

Mikrobiologische Diagnostik

Semiquantitative Analyse

Die meisten mikrobiologischen Laboratorien werten Wundabstriche semiquantitativ aus und bewerten das Bakterienwachstum als spärlich, leicht, mittel oder stark. Die semiquantitative Untersuchung erzeugt allerdings ein Bias zugunsten der Erfassung motiler und schnell wachsender Keime; anspruchsvollere Keime wie z. B. Anaerobier können unterrepräsentiert sein. Am Beispiel von Brandwunden und diabetischen Fußgeschwüren konnte gezeigt worden, dass semiquantitative Auswertungen gut mit quantitativen Auswertungen von Gewebekulturen korrelieren.

Infektionen sind eine Hauptursache von Wundheilungsstörungen.

- sorgfältiges chirurgisches Débridement, sorgfältige Reinigung der Wunde
- mikrobiologische Untersuchung von Material aus der Tiefe der Wunde
- empirische Antibiotikabehandlung
- Tetanusschutz
- Rücksprache mit einem Mikrobiologen, falls ein exotisches Tier gebissen hat

Tab. 10.1 Behandlung von Bisswunden

- Rötung
- Überwärmung
- Schmerzen
- Schwellung
- Exsudat (eitrig, serös, blutig-serös)
- übler Geruch
- schlechte Heilung
- Kontaktblutung
- Epithelbrücken
- Gewebsuntergang
- pathologisches Granulationsgewebe
- allgemeine Krankheitszeichen ohne Hinweis auf einen anderen Infektionsherd

Tab. 10.2 Anzeichen für eine Wundinfektion

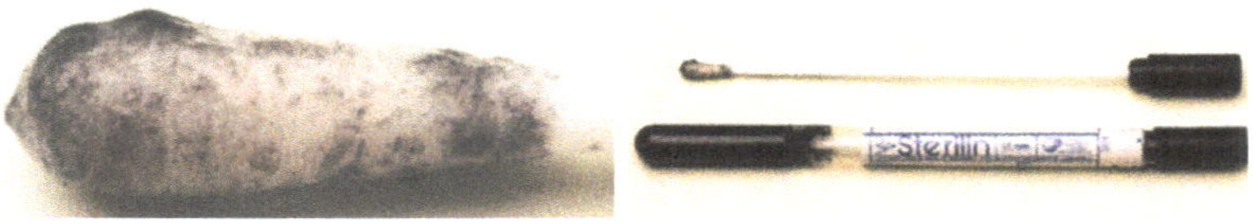

Abb. 10.1 Aktivkohle-Watteträger und Abstrichröhrchen mit Nährmedium zur Konservierung der Bakterien auf dem Transport zum Labor

Tab. 10.3 Wie man einen Wundabstrich durchführt

- oberflächliche Zelltrümmer (Detritus) mit sterilem Instrument entfernen, dann den Abstrich durchführen
- Abstrichröhrchen mit Nährmedium bzw. Aktivkohle verwenden, um die Bakterien auf dem Transport zum Labor zu konservieren
- Die rasche Übersendung des Abstrich-Materials an das Labor ist essentiell.

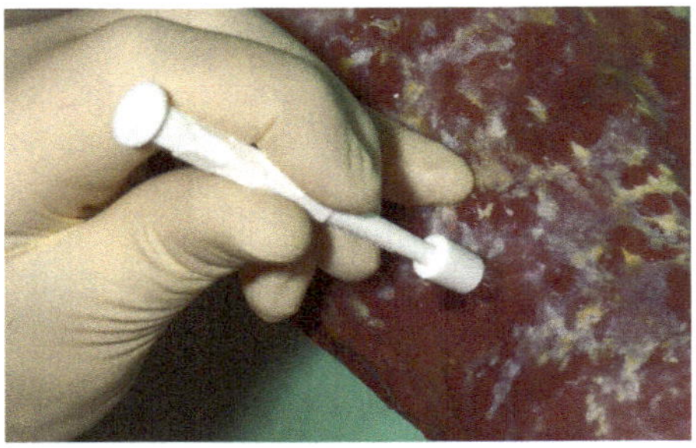

Abb. 10.2 Stanzbiopsie zur Materialgewinnung für die mikrobiologische Untersuchung

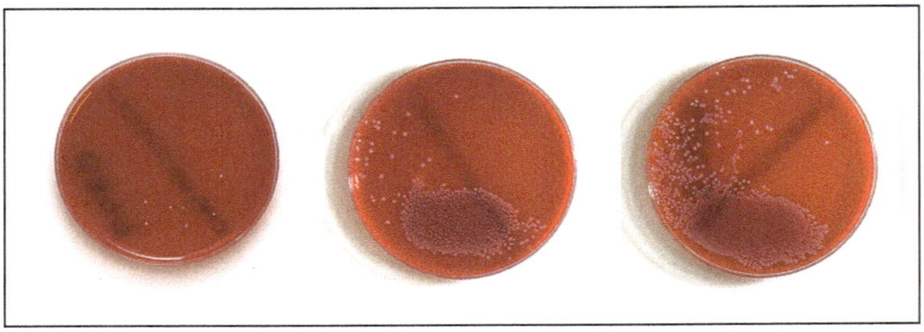

Abb. 10.3 Die semiquantitative Auswertung des Abstrichs zeigt vereinzeltes, mäßiges und starkes Wachstum von Staphylococcus aureus

Die Befunde von oberflächlichen Wundabstrichen sind nicht immer repräsentativ für tiefer gelegene Infektionen!

Tab. 10.4 Mikrobiologische Untersuchungen

Untersuchung	Probenmaterial	Vorteile	Nachteile
Gramfärbung	Gewebe, Eiter, Abstrich (müssen sofort ins Labor transportiert werden)	sofortiges Ergebnis, korreliert gut mit quantitativen Resultaten	geringe Sensitivität, keine Antibiotika- Austestung
quantitative Kultur	Gewebe, Eiter, durch Dermabrasion oder Absorptions-Polster gewonnenes Material	Nachweis von mehr als 100 000 Bakterien oder CFU pro Gramm Gewebe bedeuten Wundinfektion	invasiv, aufwändig, teuer
halbquantitative Kultur	alle Materialien	praktisch, kann mit Abstrich-Proben durchgeführt werden, korreliert mit quantitativer Analyse	unpräzise, angezüchtet werden bevorzugt rasch wachsende, motile Keime bzw. die oberflächliche Keim-Besiedelung

Quantitative Analyse

Eine Bakterienlast von mehr als 100 000 Keimen oder „colony forming units" (CFU) pro Gramm Gewebe oder Kubikmillimeter Eiter ist prädiktiv für eine Wundinfektion. Es gibt jedoch auch Wunden, die stark bakteriell besiedelt (kolonisiert) sind und trotzdem spontan abheilen. Andererseits gibt es Keime, die bei nur gering ausgeprägter Besiedelung in der Lage sind, eine schwere Infektion hervorzurufen. Ob sich eine Infektion bildet, hängt von der Pathogenität der Erreger, der Art der Wunde und der allgemeinen Abwehrlage bzw. den Selbstheilungskräften des Patienten ab.

Interpretation der Ergebnisse

Die meisten Wundabstriche ergeben auf Nährmedien ein Bakterienwachstum. Wachstum von Wundbakterien auf einem Nährmedium ist jedoch nicht gleichbedeutend mit Infektion, und eine Behandlung, die nur auf dem mikrobiologischen Befund basiert, ist nicht gerechtfertigt.

Behandlung

Wundinfektionen bei Systemerkrankungen, tiefe Keiminvasion oder eine Phlegmone erfordern die sofortige Erfahrungs-geleitete (empirische) systemische Antibiotikatherapie, noch bevor die mikrobiologische Diagnostik vorliegt. Die Auswahl des Antibiotikums hängt unter anderem von der Art und der Lokalisation einer Wunde, von früheren mikrobiologischen Untersuchungsergebnissen sowie von Eigenheiten des jeweiligen Patienten (z. B. Medikamentenallergie) ab. Ein Kliniker muss immer damit rechnen, dass sich eine nekrotisierende Fasziitis entwickelt. Daher muss er sehr wachsam sein sowie bereit zum sofortigen und aggressiven Debridement allen avitalen Gewebes, einer Maßnahme, die das Leben des Patienten retten kann. Wichtige klinische Anzeichen sind u. a. Schmerzen die nicht zum klinischen Bild passen, Schmerzlosigkeit in den infizierten Bereichen sowie allgemeine Krankheitszeichen.

Bei lokal infizierten Wunden kann die Behandlung mit lokalen Antiseptika (z. B. mit Silber- oder Jod-Verbindungen) in den meisten Fällen ausreichend sein. Die lokale Behandlung umgeht die möglichen Nebenwirkungen einer systemischen Antibiotikatherapie wie z. B. Clostridium-difficile-Diarrhö, Anaphylaxie, gas-

Tab. 10.5 Empirische Antibiotikatherapie bei Wundinfektionen bei Patienten mit allgemeinen Krankheitszeichen*

Art der Wunde	Antibiotikum
Wundinfektion	Amoxicillin und Clavulansäure (Co-Amoxicalv)
chirurgische Wundinfektion	Cefuroxim und Metronidazol oder Co-Amoxiclav
Bisswunde	Co-Amoxiclav
diabetisches Fußulkus	Co-Amoxiclav und Ciprofloxacin**
nekrotisierende Fasziitis	hochdosiert Benzylpenizillin plus Clindamycin (mit oder ohne Ciprofloxacin)
V. a. MRSA-Infektion	Vancomycin oder Linezolid**

* nur grobe Anhaltspunkte, sollten ggf. mit dem lokalen mikrobiologischen Labor erörtert werden; Antibiotika-Auswahl hängt ab von früheren mikrobiologischen Ergebnissen, vorangegangener Antibiotikatherapie, Lokalisation eines chirurgischen Eingriffs und lokaler Häufigkeit von MRSA

** Anm. d. Übers.: In Deutschland werden Chinolone wegen Resistenzentwicklung bei Staph. aureus nicht zur Ersttherapie von diabetischen Fußgeschwüren empfohlen; Linezolid darf wegen erhöhter Sterblichkeit durch gramnegative Infektionen unter Linezolid-Therapie seit Anfang 2007 nur noch bei schweren grampositiven Infektionen gegeben werden trointestinale Beschwerden und – am wichtigsten – die Selektion resistenter Keime. Eine systemische Antibiotikatherapie kann nötig werden, wenn die Lokaltherapie versagt.

Die lokale Anwendung von Antibiotika wird generell nicht empfohlen. Die Gründe dafür sind u. a. die unzureichende Gewebe-Penetration des Antibiotikums bei tiefen Hautinfektionen, Resistenzentwicklung der Keime, Überempfindlichkeit der Haut, unkontrollierte systemische Absorption durch großflächige Wunden sowie lokale Irritationen der Wunde mit nachfolgender Heilungsverzögerung. Kurzdauernde Anwendung von Silber-Sulfadiazin oder lokal appliziertem Metronidazol kann unter Umständen nützlich sein, z. B. bei Brandwunden oder chronischen Geschwüren (bei primär verschlossenen chirurgischen Hautwunden ist die lokale Applikation von Mupirocin-Salbe zur MRSA-Prävention ineffektiv; Dixon AJ et al., 2006; Anm. d. Übers.).

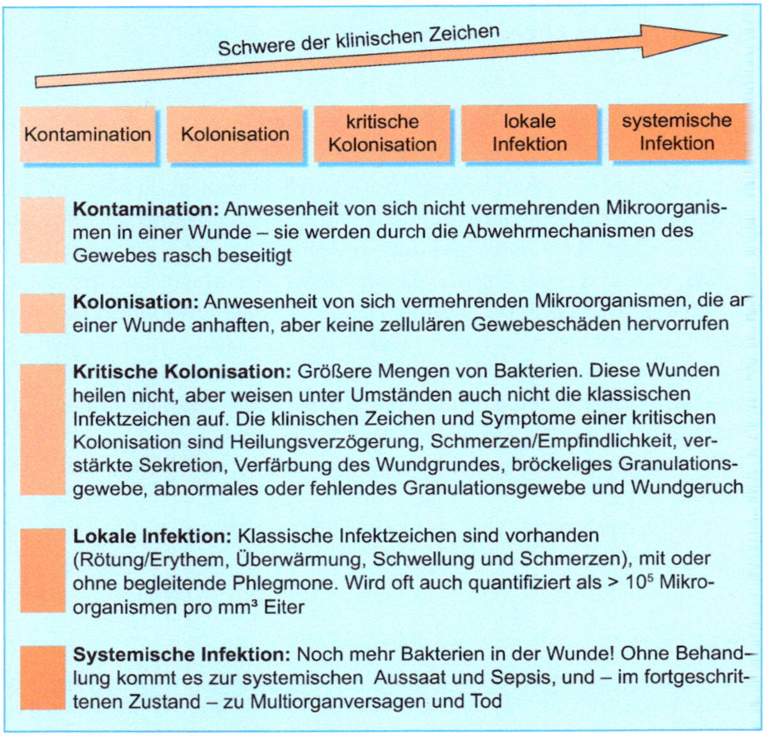

Abb. 10.4 Spektrum der Interaktion von Bakterien und Wirt

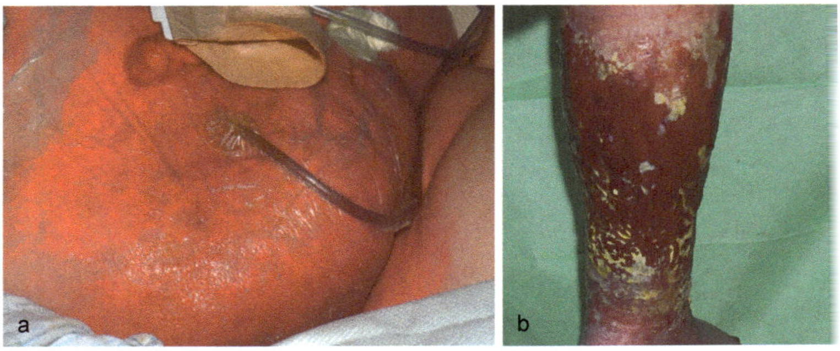

Abb. 10.5 a, b Ausgedehnte Phlegmone als Komplikation einer Laparatomie-Wunde (a). Schwerstgradig lokal infizierte Wunde mit pathologischem Granulationsgewebe (b)

10

Frühzeichen	Spätzeichen
• Schmerz (nicht immer passend zur Klinik) • Phlegmone • Schwellung der betroffenen Region • Induration • Schmerzunempfindlichkeit der Haut • Fieber • Tachykardie	• sehr starke Schmerzen • Haut färbt sich dunkelrot oder schwarz • Blasenbildung, Blutblasen • Crepitatio • Austritt von „Spülwasser"-Sekret • schwere Sepsis bzw. systemisches reaktives Entzündungssyndrom • Multiorganversagen

Tab. 10.6 Klinische Anzeichen für eine nekrotisierende Fasziitis (nach Hasham et al., BMJ 2005; 330: 830–833)

Osteomyelitis bei Wundinfektionen

Eine Osteomyelitis kann sich durch fortgeleitete, direkte Inokulation von Knochen mit Keimen aus einem benachbarten Infektionsherd entwickeln. Insofern kann eine Osteomyelitis eine verheerende Komplikation einer Wundinfektion sein und ein spezielles Vorgehen erfordern.

Diagnose

Bei jeder chronischen Wunde, die trotz optimaler Behandlung nicht richtig heilen will, sollte an eine Osteomyelitis gedacht werden, ebenso bei Wunden, in denen der Knochen mit der Sonde getastet werden kann (besonders bei Diabetikern). Als erste diagnostische Maßnahme sollte ein einfaches Röntgenbild angefertigt werden.

Die röntgenologisch sichtbaren Knochenveränderungen bei Osteomyelitis hinken jedoch der Entwicklung der Infektion mindestens zwei Wochen hinterher; ein unauffälliges Röntgenbild schließt daher eine Osteomyelitis nicht aus. In dieser Hinsicht ist das MRT viel empfindlicher als das Röntgenbild (s. a. Kap. 11).

Die Knochenszintigrafie mit Technetium oder mit markierten Leukozyten kann diagnostisch von Nutzen sein, die Ergebnisse sind jedoch schwer zu interpretieren, da Osteomyelitis und chronische Weichteilinfektion schlecht zu unterscheiden sind.

Behandlung

Antibiotika können nur schlecht in avitales Knochengewebe penetrieren, daher kann die Behandlung mit Antibiotika u. U. langwierig sein. Es ist deshalb essentiell, dass die infektionsverursachenden Keime von Anfang an bekannt sind und die Antibiotika dementsprechend gezielt ausgewählt werden. Im Idealfall, wenn keine systemischen Infektzeichen bestehen, sollte mit der Antibiotikatherapie immer erst nach der Materialgewinnung aus dem infizierten Knochen zur mikrobiologischen Untersuchung begonnen werden.

Ein chirurgisches Vorgehen mit anschließender prolongierten Antibiotikatherapie (mindestens sechs Wochen) ist bei ausgewählten Patienten indiziert. Wiederholte, periodische Antibiotikabehandlung bei sich verschlechterndem Wundbefund oder bei systemischen Krankheitszeichen kann ein angemessenes Vorgehen sein, wenn eine Heilung nicht erreichbar ist.

Chirurgie

Ein chirurgischer Eingriff ermöglicht, alles nekrotisches Knochen- und Weichgewebe zu entfernen und tiefe Materialproben zur mikrobiologischen Untersuchung zu gewinnen. Ein chirurgischer Eingriff ist jedoch nicht bei allen Patienten möglich, sei es wegen der Lokalisation der Wunde oder wegen der Hinfälligkeit des Patienten. Unter diesen Umständen ist auch eine lang dauernde Antibiotikatherapie gerechtfertigt.

Antibiotikatherapie

Das Antibiotikum sollte nach der Empfindlichkeit der Infektionserreger entsprechend der Resistenzbestimmung des mikrobiologischen Labors ausgewählt werden und unter Berücksichtigung relevanter Substanzeigenschaften (z. B. Knochengängigkeit) sowie Eigenheiten des Patienten (z. B. Medikamentenallergie). Oft werden Antibiotika kombiniert, um einen maximalen Therapieeffekt zu erzielen. Die Entzündungszeichen C-reaktives Protein und Blutsenkungsgeschwindigkeit können zur Kontrolle des Therapieerfolges dienen, ebenso das Röntgenbild (besser das MRT, s. Kap. 11; Anm. d. Übers.).

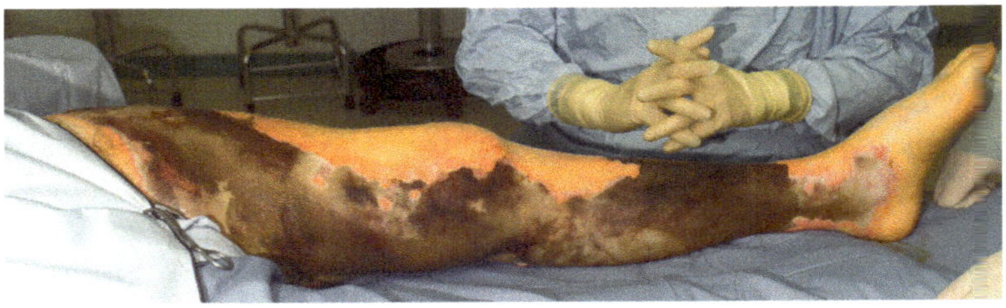

Abb. 10.6 Nekrotisierende Fasziitis

Tab. 10.7 Topische antimikrobielle Präparate

- Jod-freisetzende Agenzien (Povidon-Jod-Präparate, Cadexomer-Jod-Präparate)
- Kalium-Permanganat-Lösung
- Silber-freisetzende Agenzien (Silber-imprägnierte Wundauflagen, Silbersulfadiazine)
- topische Antibiotika (Metronidazol)

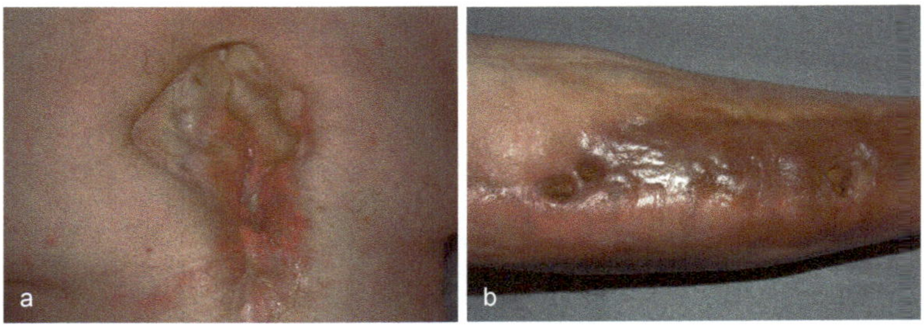

Abb. 10.7 a, b Osteomyelitis in einer chronischen, nicht heilenden Sternotomie-Wunde (a). Osteomyelitis im Bereich einer plastisch-chirurgisch versorgten traumatischen Wunde am Schienbein; die Fistel lässt sich bis zum Knochen sondieren (b)

Methicillin-resistenter Staphylococcus aureus

Die Inzidenz von MRSA-positiven Wundinfektionen und Osteomyelitis nimmt zu. Wird ein MRSA von einer Wunde isoliert, bedeutet dies nicht unbedingt, dass eine entsprechende Behandlung erforderlich ist, außer es bestehen klinische Infektzeichen. Lokal antimikrobiell wirksame Substanzen wie Silber- oder Jod-Verbindungen sind gegen MRSA wirksam und können bei lokalen Wundinfektionen angewandt werden, vorausgesetzt, es besteht kein Hinweis auf Keiminvasion, Phlegmone oder systemische Beteiligung.

Bei Patienten mit MRSA-Infektion und systemischer Auswirkung sollte ein Glykopeptid (Vancomycin oder Teicoplanin) verabreicht werden. In allen Fällen von MRSA-bedingter Osteomyelitis und in manchen Fällen

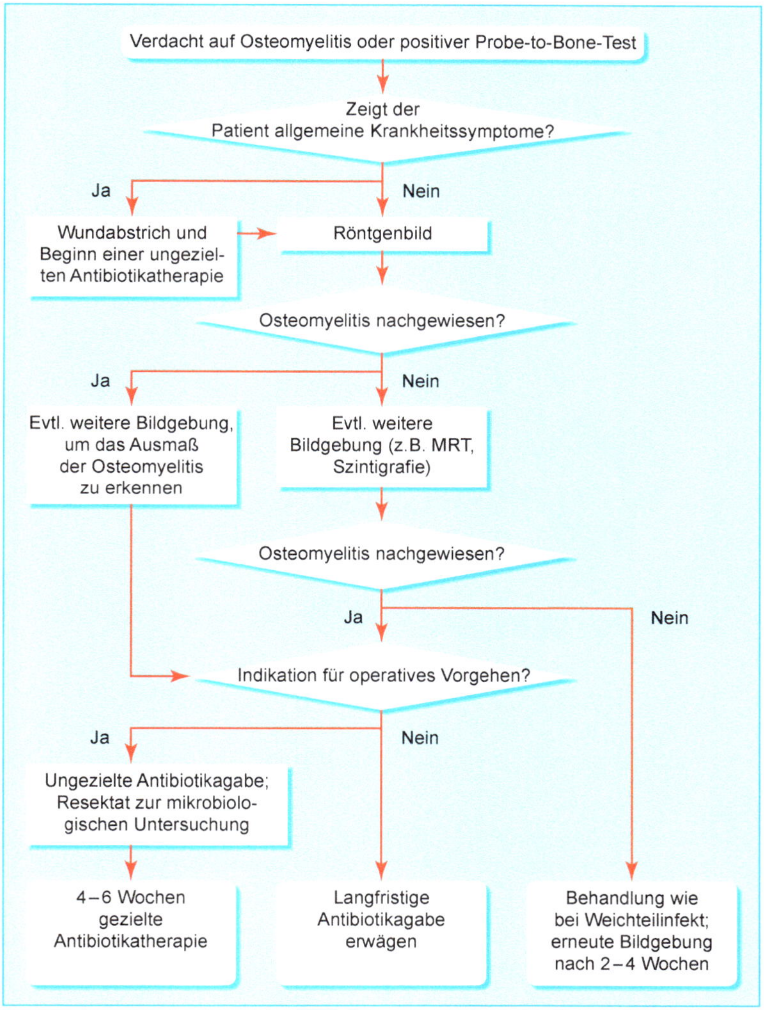

Abb. 10.8 Algorithmus zum Vorgehen bei Verdacht auf Osteomyelitis, wenn der Knochen mit einer Sonde getastet werden kann

von MRSA-bedingter Wundinfektion kann eine weitere Substanz mit guter Penetration in Knochen und Hautoberfläche hinzugegeben werden, z. B. Fusidinsäure oder Rifampicin. Beide Antibiotika können Leberentzündungen hervorrufen; ihre Anwendung sollte daher stets von Kontrollen der Leberwerte begleitet sein.

Mit Ausnahme von Linezolid ist orale Antibiotikabehandlung bei MRSA-Infektionen nicht untersucht. Wenn orale Antibiotika angewendet werden, sollten diese in Kombination gegeben werden, um Resistenzentwicklung zu verhindern. Geeignete Kombinationen sind z. B. Rifampicin oder Fusidinsäure mit Trimethoprim (in Deutschland selten, meist Co-trimoxazol; Anm. d. Übers.) oder mit Minocyclin; sie wurden mit einigem Erfolg eingesetzt. Die Kombination von Rifampicin plus Fusidinsäure wird wegen der Lebertoxizität nicht empfohlen.

Linezolid, ein Oxazolidinon, ist ein neuer Wirkstoff gegen MRSA mit ausgezeichneter Bioverfügbarkeit, der oral gegeben werden kann und gute Haut- und Knochengängigkeit aufweist. Linezolid wird im Allgemeinen gut vertragen, kann jedoch Knochenmarkdepression hervorrufen; daher sind regelmäßige Blutbildkontrollen nötig. Linezolid wird wegen seiner hohen Kosten nur zurückhaltend angewandt. (Anfang 2007 wurde bekannt, dass Linezolid die Sterblichkeit durch gramnegative Infektionen erhöhen kann; Linezolid darf seither nur noch bei schweren grampositiven Infektionen verabreicht werden; bei Mischinfektionen muss immer gleichzeitig eine Behandlung gegen gramnegative Keime begonnen werden; Anm. d. Übers.)

Neue Wirkstoffe gegen MRSA, die zukünftig auf den Markt kommen könnten, sind u. a. Daptomycin, Tigecyclin und Dalbavancin.

> Im Röntgenbild sind Besserungen einer Osteomyelitis oft erst bis zu sechs Wochen nach dem Eintritt einer klinischen Besserung zu erkennen.

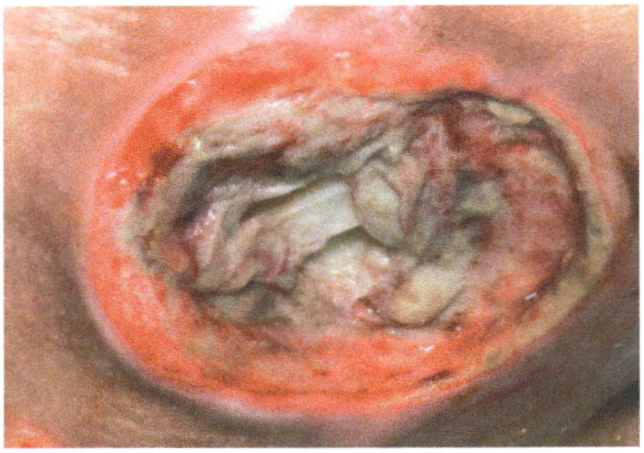

Abb. 10.9 Dekubitalulkus bei MRSA-Osteomyelitis, der Knochen ist am Geschwürsgrund mit bloßem Auge sichtbar

Literatur

Bisno AL, Cockerill FR 3rd, Bermudez CT. The initial outpatient-physician encounter in group A streptococcal necrotizing fasciitis. Clin Infect Dis 2000; 31: 607–8.

Dixon AJ et al. Br J Surg 2006; 93: 937–943.

Eron LJ, Lipsky BA, Low DE, Nathwani D, Tice AD, Volturo GA, Expert Panel on Managing Skin and Soft Tissue Infections. Managing skin and soft tissue infections: expert panel recommendations on key decision points. J Antimicrob Chemother 2003; 52 (suppl 1): 13–17.

Hasham S, Matteucci P, Stanley PRW, Hart NB. Necrotising fasciitis. BMJ 2005; 330: 830–3.

Weigelt J, Itani K, Stevens D, Lau W, Dryden M, Knirsch C, Linezolid CSSTI Study Group. Linezolid versus vancomycin in treatment of complicated skin and soft tissue infections. Antimicrob Agents Chemoter 2005; 49: 2260–6.

KAPITEL

Ernst Chantelau, Sema Özdemir

11 Primärer Wundverschluss nach Minoramputation am diabetischen Fuß?

Etwa zwei Drittel der ca. 23 000 in Deutschland jährlich erfolgenden Amputationen von Teilen des Fußes, so genannten „Minoramputationen", die nach Abheilung keine Prothese erfordern, werden bei Diabetikern ausgeführt. Operateure sind zumeist Allgemeinchirurgen. Im Unterschied zur Majoramputation (d. h. der Amputation oberhalb des Knöchels) heilt die Minoramputation bei Diabetikern häufiger nur sekundär, erfordert eher Nachamputationen und benötigt deswegen oft eine längere Behandlungsdauer. Ungeklärt ist, ob die Minoramputation bei Diabetikern als offene oder geschlossene Amputation durchgeführt werden soll. In der Literatur wird die Rate der primären Wundheilung mit 39% bis 50% angegeben; eine Hauptursache für Nachamputationen sind Infektionen (Stone et al., 2005).

Wir untersuchten retrospektiv 54 geschlossene, d. h. mit primärer Wundnaht durchgeführte Minoramputationen, und 42 offene, d. h. der Sekundärheilung überlassene Minoramputationen bei Patienten mit diabetischem Fuß, bei denen insgesamt 60 Zehen und 48 Mittelfußknochen reseziert worden waren. Die Amputations-Indikation war Gangrän bzw. Osteomyelitis.

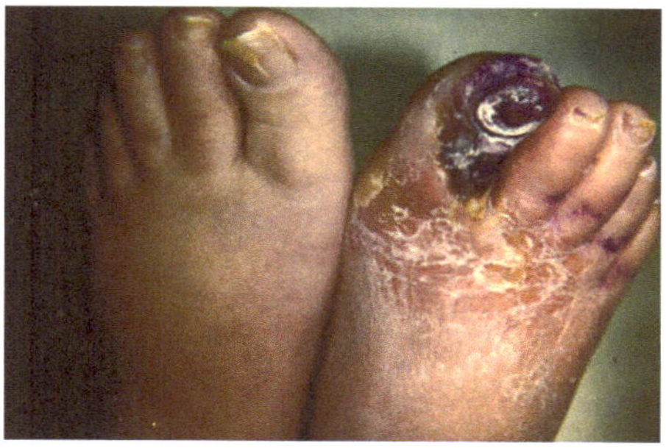

Abb. 11.1 Gangrän bei diabetischer Polyneuropathie und PAVK

Nur 14 von 54 (26%) der primär vernähten Amputationswunden heilten primär, 74% heilten dagegen sekundär. In allen Fällen von Sekundärheilung (bei geschlossener wie bei offener Amputation) war histologisch im Knochenabsetzungsrand signifikant häufiger Osteomyelitis nachgewiesen worden als bei den primär geheilten Fällen. War der Knochen im Absetzungsrand gesund und bestand keine PAVK, war die geschlossene Amputation in 77% der Fälle erfolgreich, verglichen mit nur 4% Erfolgsrate bei Osteomyelitis im Knochenabsetzungsrand plus PAVK ($p < 0{,}0001$).

Bei unseren Patienten war der Befall mit Osteomyelitis nur nach dem präoperativen Röntgenbild und dem Augenmaß des Chirurgen intraoperativ bestimmt worden. Weder Krankheitsdaten noch mikrobiologische Befunde oder klinische Diagnosen hatten dabei eine nachweisliche Rolle gespielt. Einzig die Lokalisation der Amputation schien relevant für die Entscheidung für oder gegen einen primären Wundverschluss gewesen zu sein: Es waren signifikant mehr Zehen und weniger Mittelfußknochen geschlossen als offen amputiert worden.

Bei seiner Entscheidung über den Wundverschluss bzw. die Amputationshöhe verlässt sich der Operateur letztendlich auf seinen visuellen Eindruck. Das Ausmaß der Infektion wird dabei unterschätzt: In der vorliegenden Untersuchung war bei geschlossener Amputation in 63% der Fälle der Knochen nicht im Gesunden, sondern in einer von Osteomyelitis befallenen Region abgesetzt worden. Andererseits war jedoch in drei Fällen offen amputiert worden, obwohl der Knochen im Gesunden abgesetzt worden war. Offenbar genügt der Augenschein allein bei der Identifizierung von infiziertem Gewebe nicht, denn „a wound can ‚look good' but still be a source of infection" (Brem et al. 2006).

Um das Risiko solcher Fehleinschätzungen zu minimieren, sollte vor einer geplanten Amputation die präoperative Diagnostik verbessert werden. Die präoperative sorgfältige Untersuchung des Gefäßstatus mittels Angiographie hat sich mittlerweile als Standard durchgesetzt, ähnlich sorgfältige präoperative Untersuchungen des Skeletts sind nun auch routinemäßig zu fordern. Zumal, da mit der Magnetresonanztomographie (MRT) eine Bildgebungstechnik zur Verfügung steht, die dem Röntgenbild in der Osteomyelitis-Diagnostik weit überlegen ist (Kapoor et al. 2007). Das Röntgenbild kann noch zehn bis 21 Tage nach Beginn einer Osteomyelitis einen normalen Knochenbefund zeigen, da erst 30% bis 50% der Knochendichte verloren gegangen sein müssen, ehe eine erhöhte Strahlentransparenz im Röntgenbild erkennbar wird (Tehranzadeh et al. 2001). Die MRT dagegen zeigt sowohl Frühzeichen als auch die Ausdehnung einer Osteomyelitis mit großer Deutlichkeit (Laroque et al. 2006; Morrison et al. 1995).

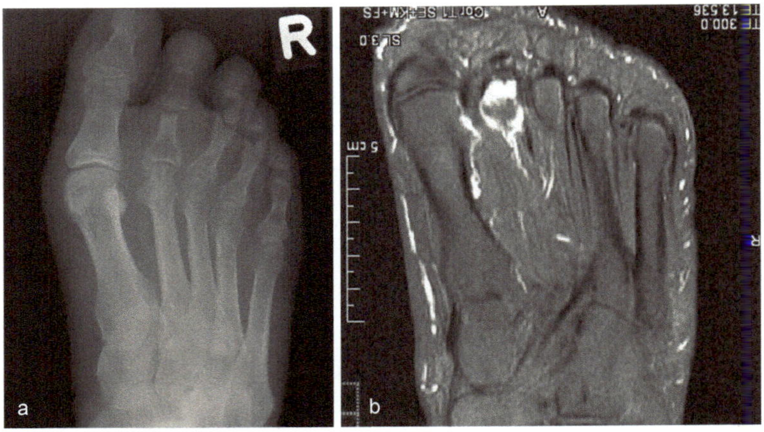

Abb. 11.2 a, b Ausdehnung einer Osteomyelitis Röntgenbild kein sicherer Nachweis einer Osteomyelitis (a) MRT sichere Zeichen einer Osteomyelitis (b)

Eine bessere präoperative Bildgebung mittels MRT könnte am diabetischen Fuß zur Folge haben, dass wegen der Infektionskontrolle auch bei der Minoramputation möglicherweise höher amputiert werden muss, als es nach dem Röntgenbild den Anschein hat (Morrison et al. 1995). Dann kann auch der primäre Wundverschluss erfolgreich sein. Alternativ könnte eine geschlossene Amputation erst nach konservativer Infektsanierung (unter MRT-Kontrolle) geplant werden; die konservative Osteomyelitisbehandlung durch Lokaltherapie und Antibiotikagabe ist recht aussichtsreich am diabetischen Fuß (Game et al. 2007). Weitere Alternativen sind der verzögerte primäre Wundverschluss nach erfolgter konservativer Infektsanierung (Kumagi et al. 1998; s. Kap. 5 und 8) und der Verzicht auf geschlossene Amputation generell beim diabetischen Fuß.

Literatur

Brem H, Sheehan P, Rosenberg HJ, Schneider JS, Boulton AJM (2006). Evidence-based protocol for diabetic foot ulcers. Plast Reconstr Surg 117/Suppl.: 193–209.

Game FL, Ince P, Kadhim S, Jeffcoate WJ. Outcome of foot ulcers complicated by osteomyelitis to primarily non-surgical treatment in diabetes. Abstract. Diabetes 2007; 56/ Suppl 1: A–67.

11

Kapoor A, Page S, Lavalley M, Gale DR, Felson DT. Magnetic resonance imaging for diagnosing osteomyelitis: a meta-analysis. Arch Intern Med 2007; 167: 125–132.
Kumagi SG, Mahoney CR, Fitzgibbons TC, McMullen ST, Connolly TL, Henkel L. Treatment of diabetic (neuropathic) foot ulcers with two-stage debridement and closure. Foot Ankle Int 1998; 19: 160–165.
Larroque G, Kamba C, Blin D, Lopez FM, Cyteval C. Imaging of the diabetic foot. J Radiol 2006; 87: 541–547.
Morrison WB, Schweitzer ME, Wapner KL, Hecht PJ, Gannon FH, Behm WR. Osteomyelitis in feet of diabetics: clinical accuracy, surgical utility, and cost-effectiveness of MR imaging. Radiology 1995; 196: 557–564.
Stone PA, Back MR, Armstrong PA, Flaherty SK, Keeling WB, Johnson BL, Shames ML, Bandyk DF. Midfoot amputations expand limb salvage rates for diabetic foot infections. Ann Vasc Surg 2005; 19: 805–811.
Tehranzadeh J, Wong E, Wang F, Sadighpour M. Imaging of osteomyelitis in the mature skeleton. Radiol Clin North Am 2001; 39: 223–250.

Interessenkonflikte
Beide Autoren erklären, dass kein Interessenkonflikt besteht.

KAPITEL

Stuart Enoch, Joseph E. Grey, Keith G. Harding*

12 Nichtchirurgische und medikamentöse Behandlungsformen

Trotz größerer Fortschritte bei den technischen Innovationen und dem Aufkommen einer großen Anzahl neuer Wundbehandlungsmethoden ist die nicht heilende Wunde immer noch eine Irritation und eine Herausforderung für die Ärzte. Verschiedene nicht-chirurgische Ansätze wurden entwickelt, und zahllose Medikamente wurden zur Behandlung solcher Wunden auf den Markt gebracht.

Nichtchirurgische Behandlungsformen

Bandagen und Strümpfe

Kompressionsbandagen werden zur Behandlung von Unterschenkelgeschwüren benutzt, die durch venöse Insuffizienz (venöse Beingeschwüre VBG) oder ein Lymphödem entstanden sind. Einschichtige elastische Kompressionsbinden werden in vier Klassen angewandt, je nach gewünschter Kompressionsstärke im Knöchelbereich. Unelastische Kompressionsbinden (short stretch) verbessern die Wadenmuskelpumpe, wenn sie auf ganzer Länge angebracht werden; sie erzeugen einen höheren Druck im Stehen und beim Gehen und einen geringeren Druck im Liegen. Sie sind nützlich bei Patienten, die ausreichend mobil sind. Eine elastische Schlauchbinde (mit ein bis drei Schichten) kann zur Behandlung und Vorbeugung von venösen Beingeschwüren nützen.

Tab. 12.1 Einschichtige Kompressionsbinden

Kompressionsklasse	Indikation	Beispiele
3a, leicht (14–17 mmHg)	einfache VBG	Elset®, Litepress®
3b, moderat (18–24 mmHg)	VBG, Geschwüre bei Lymphödem	Tensoplus Forte®, Coban®
3c, stark (25–35 mmHg)	wie bei 3b, plus ausgeprägte Varikosis, dicke Beine	Tensopress®, Setopress®, Surepress®
3d, extra stark (36–50 mmHg)	ausgedehnte VBG, Geschwüre bei Lymphödem, sehr ausgeprägte Varikosis, postthrombotisches Syndrom bei dicken bis sehr dicken und ödematösen Beinen	Elastic Web Bandages® (mit blauem oder roten Band)

* (S. Enoch, J. E. Grey, K. G. Harding. Non-surgical and drug treatments. BMJ 2006; 332: 900–903)

Die Bandagierung in mehreren Lagen, z. B. die Vier-Lagen-Methode, hat sich zur Kompression bei venösen Beingeschwüren bewährt. Sie besteht aus vier Schichten – Polsterung, Krepp-Bandage und Klasse-3a- und -3b-Kompressionsbinden – die von den Zehengrundgelenken bis hinauf zum Knie gewickelt werden und für die Dauer von vier bis sieben Tagen belassen werden. Obwohl sie sehr wirksam sind, sind manche Patienten wegen der Unförmigkeit nicht mit dieser Bandagierung zufrieden und tragen sie nicht vorschriftsmäßig. Andererseits kann diese Methode nicht bei stark sezernierenden Geschwüren angewandt werden, da in solchen Fällen häufigere Verbandswechsel nötig sind.

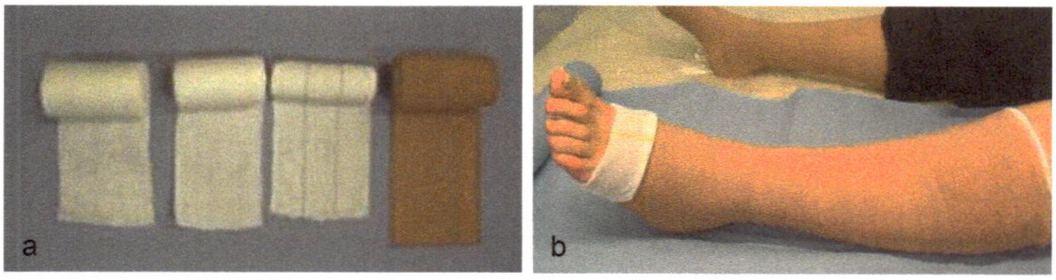

Abb. 12.1 a, b Komponenten der Vier-Lagen-Bandage (a). Vier-Lagen-Bandage zur Behandlung eines venösen Geschwürs (am rechten Bein Klasse-II-Kompressionsstrumpf zur Vorbeugung von Geschwüren) (b)

Geschwüre	Behandlungsmethoden
venös	geeignete Kompressionsbandagen
venöses Geschwür mit Ekzem	medizinische Bandagen, z.B. Zinkleimverband
arteriell	Pentoxifyllin, Iloprost
vaskulitisch	Iloprost, Nitroglycerin, Kalziumantagonisten, Corticoide
sezernierende Wundhöhle	Vakuumversiegelung
Geschwür bei Lymphödem	Kompressionsbandage, apparative pneumatische Kompression
Geschwür mit schmierigem Belag oder Nekrosen	Débridement; scharf, mechanisch, autolytisch (Honig), enzymatisch oder biochirurgisch (Maden)
Necrobiosis lipoidica	Psoralen und UV-Bestrahlung, Pentoxifyllin

Abb. 12.2 Medikamentöse und nicht-chirurgische Behandlungsformen bei chronischen Geschwüren

- Essentiell ist die sorgfältige klinische Untersuchung vor jeder Art der Kompressionstherapie.
- Unvorsichtiger Gebrauch kann ernste Komplikationen nach sich ziehen, einschließlich Gangrän.
- Die distale Durchblutung der Extremität muss sorgfältig untersucht, und eine PAVK muss ausgeschlossen werden.
- Vorsicht ist auch geboten bei peripherer Polyneuropathie.

Tab. 12.2 Vorsicht beim Gebrauch von Kompressionsbinden

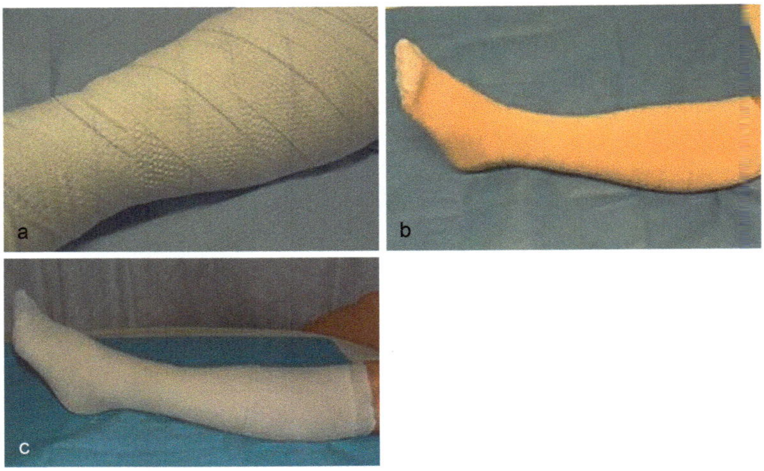

Abb. 12.3 a – c Einschichtige elastische Binde (a). Unelastische (short stretch) Binde (b). Dreischichtige elastische Schlauchbinde (c)

Nach Kompressionsklassen eingeteilte Kompressionsstrümpfe (in Großbritannien Klassen I bis III) werden vorrangig zur Prävention von Geschwür-Rückfällen bei chronisch venöser Insuffizienz und zur Beherrschung von Krampfader-Symptomen genutzt. Die Compliance der Patienten ist bei knielangen Kompressionsstrümpfen größer als bei solchen, die bis zum Oberschenkel gehen.

Ein medizinischer Wickel wie z. B. der Zinkleimverband kann bei manchen Beingeschwüren nützlich sein. Ein Zinkleimverband kann eine Woche lang getragen werden. Bei venösen Begleitekzemen wird der Zinkpaste Calamine (aus Bergminze, wirkt hautpflegend), Steinkohlenteer oder Ichthammol (schwefelhaltiges, antiseptisches Teerprodukt) beigemischt. Ein Zinkleimverband bewirkt keine Kompression.

Intermittierende pneumatische Kompression

Die intermittierende pneumatische Kompression ist ein wirksames Verfahren zur Behandlung chronischer venöser Beingeschwüre bei schwerem Ödem, die mit konventioneller Kompressionstherapie allein nicht zu bessern waren.

Dabei wird das Bein in einen aufblasbaren „Stiefel" gesteckt, der intermittierend in Intervallen von normalerweise 70 Sekunden elektronisch gesteuert aufgeblasen wird und einen Kompressionsdruck von 20 mmHg bis 120 mmHg erzeugt. Dieses Gerät wird üblicherweise sechs Wochen lang täglich für zwei Stunden benutzt. Es verbessert die venöse und lymphatische Zirkulation und ist nützlich für Patienten mit Begleiterkrankungen, die ihre Mobilität einschränken. Es sollte eher als adjuvante Maßnahme und nicht als Ersatz für eine konventionelle Kompressionsbehandlung betrachtet werden. Bei Patienten mit Herzinsuffizienz ist Vorsicht geboten.

Vakuum-Versiegelung

De Vakuum-Versiegelung ist eine nicht-invasive Unterdruck-Heilbehandlung, die bei einer Reihe von chronischen nicht heilenden Wunden eingesetzt wird (2006 noch nicht evidenzbasiert; www.iqwig.de; Anm. d. Übers.). Das Vakuum-Versiegelungs-Gerät saugt mittels kontrollierten Unterdrucks überschüssiges Wundsekret ab, wodurch die lokale Sauerstoffversorgung und Durchblutung angeregt wird. Dadurch werden wiederum die Bildung von Granulationsgewebe und die Angiogenese gefördert, was besonders bei tief ausgehöhlten Wunden nützlich ist für deren „Wiederauffüllung". Kontraindiziert ist die Vakuum-Versiegelung bei Patienten mit dünner, leicht verletzlicher Haut und bei Neoplasien bzw. malignen Geschwüren. Die Kosten der Vakuum-Versiegelung und ihre Umständlichkeit können gelegentlich ein Problem darstellen.

Hyperbarer Sauerstoff

Die hyperbare Sauerstofftherapie wurde als adjuvante Behandlung bei einer Vielzahl nicht heilender Wunden empfohlen, da viele nicht heilende Wunden hypoxisch sind. Die Behandlung erfolgt in einer Kammer mit erhöhtem atmosphärischen Druck, in der der Patient 100% Sauerstoff einatmet. Als Nebenwirkungen können Pneumothorax und Krampfanfälle vorkommen. Obwohl diese Methode eine Rolle spielen könnte bei der Verhinderung von Beinamputationen bei Patienten mit diabetischem Fußgeschwür (s. Kap. 3), kam eine systematische Literaturanalyse der Cochrane Database kürzlich zu dem Schluss, dass die Wirksamkeit der hyperbaren Sauerstofftherapie nicht ausreichend wissenschaftlich bewiesen sei.

Aktuelle wissenschaftliche Hinweise (Anm. d. Übers.): 1998 hatte eine internationale Konferenz zur Anwendung der hyperbaren Sauerstofftherapie am diabetischen Fuß Vorschläge für wissenschaftliche Studien erarbeitet (www.echm.org/documents/ECHM 4th Consensus Conference London 1998.pdf). Bislang wurde eine Studie durchgeführt (www.oxynet.org), deren Ergebnisse aber noch nicht publiziert worden sind. Das IQWiG hat 2007 in einem Vorbericht zur hyperbaren Sauerstofftherapie bei Brandwunden diese Therapie negativ beurteilt, siehe (www.iqwig.de). Weitere Wissenschaftler haben sich kritisch geäußert (Berendt AR, 2006).

Biochirurgie (Myiasis)

Die Biochirurgie verwendet sterile Schmeißfliegen-Larven, üblicherweise der Spezies Lucilia sericata, die in der Wunde schmierige Beläge, Nekrosen und Detritus fressen und verdauen, ohne die Umgebung zu beschädigen. In Studien mit kleinen Fallzahlen hat sich diese Behandlung bei arteriellen und venösen Geschwüren sowie bei Dekubitalulzera bewährt. Manchen Patienten tat die Madentherapie weh, andere hatten psychisch oder ästhetisch Probleme damit.

Weitere Verfahren

Zu Behandlung nicht heilender Wunden werden eine Menge weiterer nicht-chirurgischer Verfahren mit wissenschaftlichen Begründungen angeboten, u. a. die Wärme-Wundauflage, Ultraschallbehandlung, Lasertherapie, Hydrotherapie, Elektrotherapie, elektromagnetische Therapie und die PUVA-Therapie (Psoralen plus UV-A-Bestrahlung). Zur Wirksamkeit dieser Verfahren gibt es jedoch nur wenige randomisierte, kontrollierte Therapie-Studien.

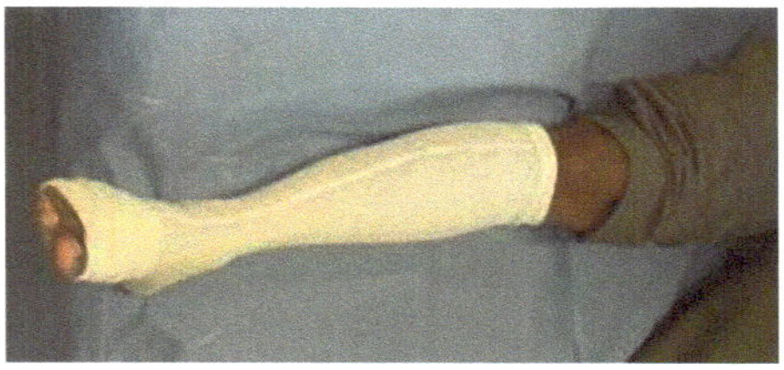

Abb. 12.4 Zinkleimverband

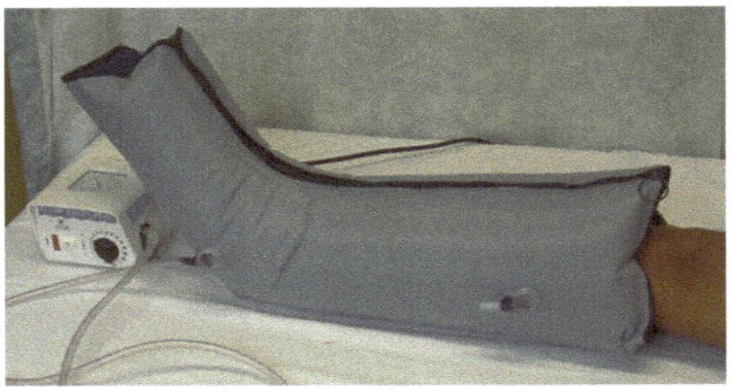

Abb. 12.5 Gerät zur intermittierenden pneumatischen Kompression

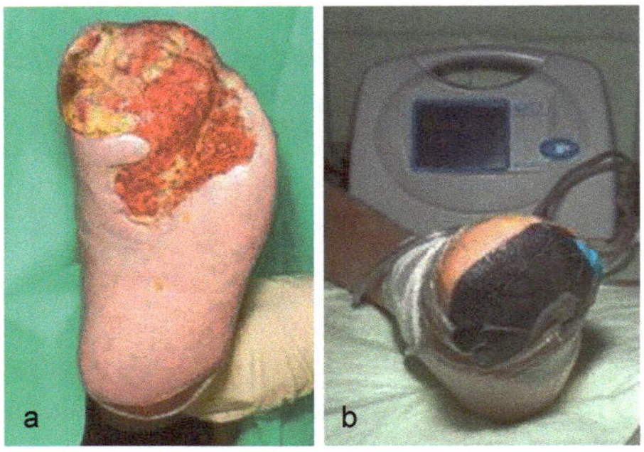

Abb. 12.6 a, b Diabetisches Fußulkus, geeignet für Vakuum-Versiegelungstherapie (a). Vakuum-Versiegelung in situ (b)

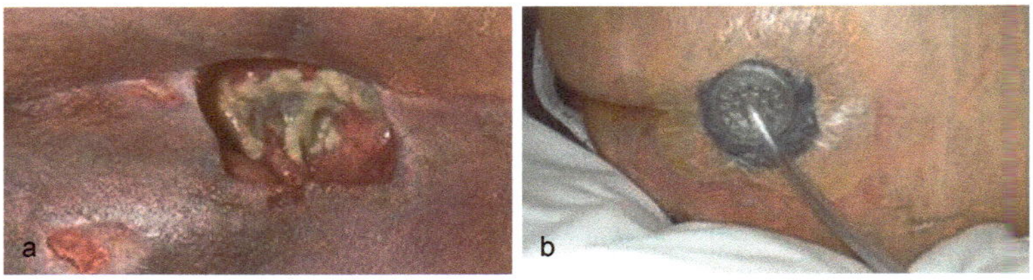

Abb. 12.7 a, b Dekubitalgeschwür vierten Grades am Os sacrum, geeignet für Vakuum-Versiegelungstherapie (a). Vakuum-Versiegelung in situ (b)

Es sind weitere randomisierte, kontrollierte Studien nötig, um herauszufinden, welche Art Geschwüre von der hyperbaren Sauerstofftherapie tatsächlich profitieren könnten.

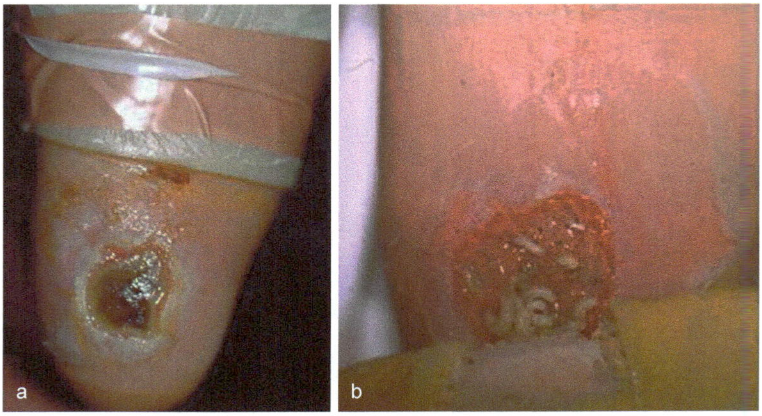

Abb. 12.8 a, b Druckgeschwür vor Débridement (a). Dasselbe Geschwür nach zwölf Tagen Maden-Therapie (einige Maden in situ) (b)

Tab. 12.3 Nicht-chirurgische Maßnahmen, die zur Behandlung von chronischen Wunden propagiert wurden

Art	Wirkmechanismus/-prinzip	Wund-Typ	Evidenz, Anwendung
Wärme-Wundauflage	verbessert Gewebeoxygenierung und erhöht subkutanen Sauerstoffdruck	postoperative Wunden, Dekubitus, diabetischer Fuß	kaum Evidenz, wenig gebräuchlich
Ultraschalltherapie	Mikromassage durch Ultraschall, anti-entzündliche Wirkung durch Verringerung der Makrophagen	Dekubitus, venöse Beingeschwüre	kaum Evidenz, wenig gebräuchlich
Lasertherapie	stimuliert die Fibroblastenaktivität und den Kollagenmetabolismus, fördert Gefäßneubildung, hemmt Entzündung	venöse Beingeschwüre, Brandwunden, diabetischer Fuß	kaum Evidenz, wenig gebräuchlich
Hydrotherapie	eine Form des mechanischen Débridements, entfernt loses totes Gewebe und Detritus aus der Wunde	Dekubitus, venöse Beingeschwüre, andere chronische Wunden mit Belägen oder Nekrosen	in den USA gebräuchlich, nicht in Großbritannien
Elektrotherapie	stimuliert das endogene bioelektrische System des Körpers durch Anschließen der Wunde an eine Stromquelle	TENS*, wird bei diabetischem Fuß, ischämischen und Dekubitalgeschwüren benutzt	nur wenig Erfahrungen, TENS* wird in spezialisierten Zentren benutzt
elektromagnetische Therapie	fördert die Zytokinsynthese in lokal applizierten autologen mononukleären Zellen	ischämische, Dekubital- und venöse Beingeschwüre	kaum Evidenz, wenig gebräuchlich

*Form der Elektrotherapie

Medikamentöse Therapien

Pentoxifyllin, ein Methylxanthin mit durchblutungsfördernder Wirkung auf das periphere Gefäßbett, ist bei Patienten mit arteriellen Geschwüren nützlich (klinische Wirksamkeit nicht eindeutig nachgewiesen; Anm. d. Übers.). Es verbessert die kapilläre Mikrozirkulation durch Verringerung der Blutviskosität und der Thrombozytenaggregation. Es kann auch den Tumornekrosefaktor α (TNF-α) hemmen, der als Entzündungsmediator bei nicht heilenden Wunden involviert ist. Obwohl hauptsächlich bei arteriellen Geschwüren indiziert, ist Pentoxifyllin auch bei venösen Geschwüren angewandt worden, wenn die Patienten die Kompressionsbehandlung nicht tolerierten bzw. wenn diese ineffektiv war. Es kann auch nützen bei seltenen, komplizierten Geschwüren, z. B. bei Sichelzellanämie, bei liveoider Vaskulitis oder bei Necrobiosis lipodica.

Iloprost, ein Prostazyklinanalogon, ist ein etabliertes Mittel zur Behandlung der Claudicatio intermittens, der schweren Beinischämie bzw. der drohenden Gangrän (randomisierte kontrollierte Studien mit den Endpunkten Amputation oder relevante Besserung der Claudicatio liegen nicht vor; Anm. d. Übers.). Es wird auch beim Raynaud-Phänomen zur Schmerz- und Symptomlinderung angewandt. Intravenös verabreicht, ist Iloprost nützlich zur Heilungsförderung bei arteriellen Geschwüren und bei vaskulitischen Geschwüren bei Bindegewebserkrankungen (z. B. rheumatoide Arthritis, Sklerodermie).

Antimikrobielle Substanzen, u. a. Präparate auf Jod-Basis und Präparate mit Silber-Freisetzung, werden zur Behandlung von infizierten Wunden angewandt (ihre Wirkung kann dosisabhängig sein). Antimikrobielle

Substanzen attackieren die Bakterien an verschiedenen Stellen (Zellmembran, Zellorganellen, Nukleinsäure) und verringern so die Widerstandsfähigkeit der Bakterien. Sie können als Monotherapie oder in Kombination mit Antibiotika angewandt werden. Die vielen Substanzen auf Silber-Basis, u. a. Wundauflagen, sollen Silber in gleich bleibender Dosierung kontinuierlich an die Wunde abgeben. Neben dem antimikrobiellen Effekt von Silber auf die gewöhnlichen Wundkontaminanten ist Silber möglicherweise auch wirksam gegen den Methicillin-resistenten Staphylococcus aureus (MRSA) (Wirksamkeit von Silber ist umstritten, s. Kap. 9; Anm. d. Übers.).

Glyceryltrinitrat (in Deutschland Nitroglycerin, Anm. d. Übers.) ist ein Stickoxid-Donator, der bei chronischen Analfissuren lokal (als 0,2%ige Salbe) aufgetragen gut wirksam ist. Stickoxid erzeugt Vasodilatation; nicht kontrollierte Studien haben gezeigt, dass Nitroglycerin auch bei chronischen ischämischen Wunden, einschließlich vaskulitischen Geschwüren, von Nutzen sein kann. Als Nebenwirkung können – z. T. schwere – Kopfschmerzen auftreten, die durch eine Verringerung der Dosierung vermieden werden können.

Kalziumantagonisten, wie z. B. Diltiazem oder Nifedipin, sind hilfreich bei der Behandlung von vaskulitischen Geschwüren (bei Raynaud-Syndrom und Bindegewebserkrankungen). Beim Raynaud-Syndrom verbessern sie den Blutfluss in den Akren und helfen dadurch bei der Behandlung von Geschwüren und der Prävention von Extremitätennekrosen.

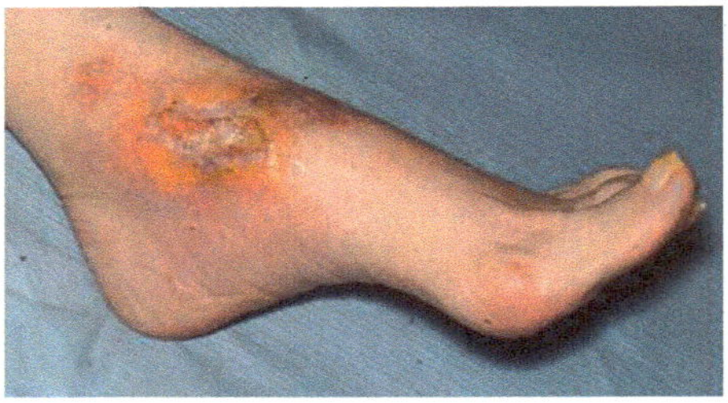

Abb. 12.9 Arterielles Ulkus, geeignet für Pentoxifyllintherapie

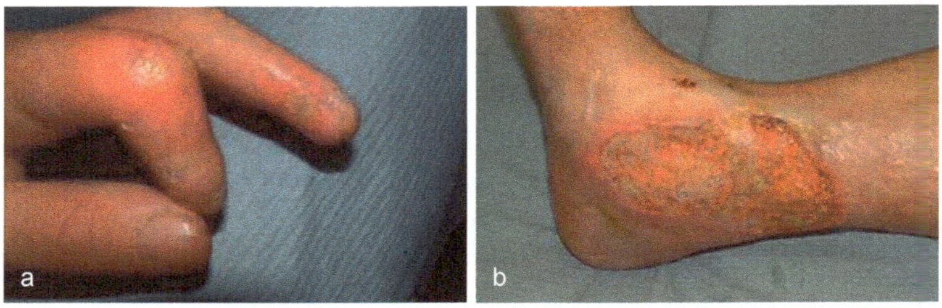

Abb. 12.10 a, b Geschwüre bei Raynaud-Syndrom, geeignet für Iloprosttherapie (a). Ulkus bei rheumatoider Arthritis, geeignet für Iloprosttherapie (b)

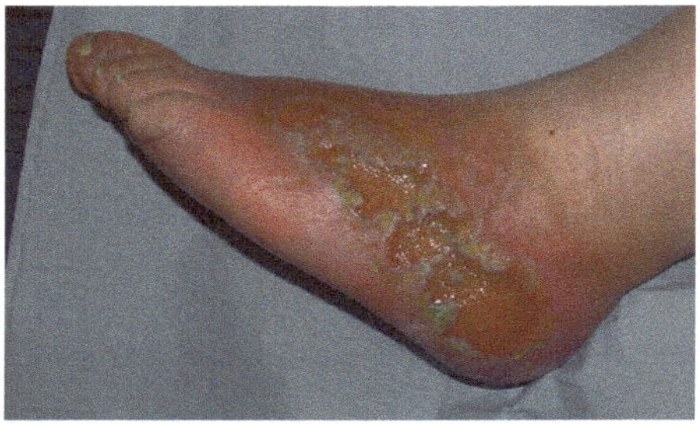

Abb. 12.11 Infizierte Wunde, geeignet für lokale antimikrobielle Therapie

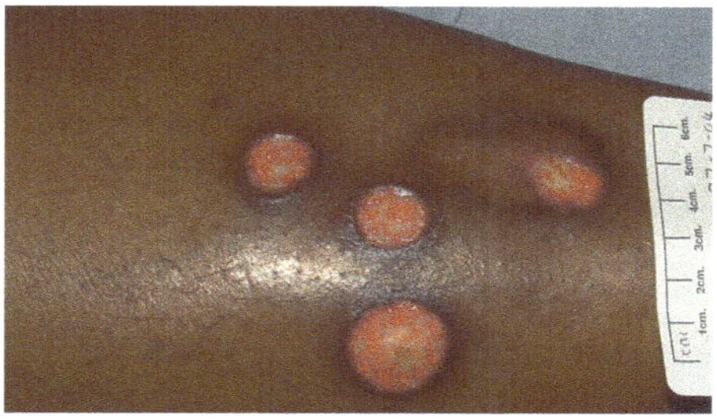

Abb. 12.12 Vaskulitische Geschwüre, geeignet für eine Behandlung mit Glyceryltrinitrat

Systemische Kortikosteroide sind hilfreich zur Behandlung von Geschwüren bei Bindegewebserkrankungen einschließlich rheumatoider Arthritis, Sklerodermie und anderer vaskulitischer Erkrankungen. Sie unterstützen den Heilungsprozess, indem sie die exzessive Entzündungsreaktion unterdrücken. Eine Dauermedikation mit Steroiden kann jedoch nachteilige Folgen für den Heilungsprozess haben; außerdem brauchen solche Patienten Bisphosphonate zum Knochenschutz.

Zink ist ein Antioxidant; in Form des Zinkleimverbandes wird Zink zur Behandlung von infizierten Beingeschwüren angewandt. Orale Zufuhr von Zinksulfat kann bei Menschen mit chronischen Geschwüren vorteilhaft sein, wenn ihr Serum einen niedrigen Zinkgehalt aufweist.

Phenytoin, lokal appliziert, fördert die Wundheilung durch Hemmung des Enzyms Kollagenase. Es ist wirksam bei einigen leichtgradigen Druckgeschwüren und bei Hautgeschwüren bei Lepra. Wegen der Möglichkeit von systemischer Absorption und Toxizität hält sich der Gebrauch von Phenytoin in Grenzen.

Retinoide (Derivate des Vitamin A) beeinflussen die Wundheilung durch ihre Wirkung auf die Angiogenese, die Kollagensynthese und die Epithelisierung. Vitamin A ist für das normale Funktionieren der Epidermis notwendig. Der Wert der Retinoide in der Behandlung chronischer Wunden ist noch ungeklärt; bei lokaler Applikation von Tretinoin (0,05 – 0,1 %) auf Schürfwunden und chemisch erzeugte oberflächliche Wunden am Menschen sowie auf partielle oder durchgreifende Wunden im Tierexperiment wurde eine Beschleunigung der Re-Epithelisierung durch diese Substanz beobachtet.

Analgetika werden in der Behandlung vieler Geschwüre benötigt. Alle Sorten kommen infrage, von einfachen Analgetika bis zu Opiaten bei Patienten mit starken Schmerzen. Bei neuropathischen Schmerzen können trizyklische Antidepressiva (z. B. Amitriptylin) oder Antiepileptika (z. B. Gabapentin oder Carbamazepin) nützlich sein. Bei unbeherrschbaren Schmerzen sollte ein Schmerzspezialist hinzugezogen werden.

Naturprodukte

Honig der Sorten Pasture und Manuka (z. B. aus Neuseeland) hat gewisse antibakterielle Eigenschaften, hemmt eine überschießende Entzündungsreaktion und fördert die autolytische Wundreinigung. Er kann als Gel oder in Form imprägnierter Wundauflagen angewandt werden. Honig wird bei vielen chronischen Wunden zur Behandlung eingesetzt, ohne dass es dafür ausreichend klinische Wirksamkeitsnachweise gäbe. Insbesondere ist nicht klar, für welchen Wund-Typ sich Honig eignet und in welcher Dosis und wie lange er angewandt werden sollte. Andere Naturprodukte wie Joghurt, Teebaumöl und Kartoffelschalen sind in aller Welt zur Wundbehandlung angewandt worden, mit wechselndem Erfolg und ohne kontrollierte Studien.

Medikamente und Substanzen, die die Wundheilung stören

Vasokonstriktoren wie z. B. Nikotin, Kokain, Adrenalin (Epinephrin) und Ergotamin beeinträchtigen die Mikrozirkulation und verursachen Gewebshypoxie, mit der Folge einer Behinderung der Wundheilung. Diese Substanzen sollten von Patienten mit akuten, chronischen oder chirurgischen Wunden gemieden werden. Es gibt wenig Hinweise darauf, dass Immunsuppressiva und Chemotherapeutika (wie z.B. Azathioprin, Cyclosporin A, Zyklophosphamid oder Methotrexat) beim Menschen die Wundheilung stören. Patienten unter Immunsuppressiva haben jedoch ein erhöhtes Risiko für maligne Geschwüre. Sollten solche Patienten ein Geschwür entwickeln, sollte eine Biopsie des Geschwürs stattfinden.

Tab. 12.4 Auswirkungen einiger allgemein verwendeter Medikamente auf die Wundheilung

Substanzklasse	Effekt
NSAR* Ibuprofen	beeinträchtigt das Entzündungsstadium durch Hemmung der Cyclooxygenase-Produktion, verringert die Zugfestigkeit einer Wunde
Kolchizin	beeinträchtigt das Entzündungsstadium und das Proliferationsstadium (hemmt die Fibroblastenproliferation); stört das Umbaustadium durch Hemmung der Fibroblastenaktivität und der Kollagensynthese
Kortikosteroide (Prednisolon)	beeinträchtigen das Blutstillungsstadium (vermindern die Thrombozytenaggregation), das Entzündungsstadium (stören die Phagozytose) und das Umbaustadium (verringern die Fibroblastenaktivität und die Kollagensynthese)
Thrombozytenaggregationshemmer	beeinträchtigen das Blutstillungsstadium (hemmen die Thrombozytenaggregation) und das Entzündungsstadium (hemmen den Arachidonsäurestoffwechsel)
Heparin	beeinträchtigt das Blutstillungsstadium (hemmt die Fibrinbildung); kann Thrombozytopenie verursachen mit konsekutiver Thrombusbildung (Weißes-Gerinnsel-Syndrom)
Warfarin/Cumarin	beeinträchtigt das Blutstillungsstadium (hemmt Fibrinbildung), kann Gewebsnekrosen verursachen
Nikotin, Kokain, Adrenalin	Vasokonstriktoren, die das Proliferationsstadium (hemmen Neovaskularisation und Granulation) und die Mikrozirkulation beeinträchtigen (vermehrte Transplantatabstoßung, Geschwürnekrosen)

* NSAR = nicht-steroidale Antirheumatika

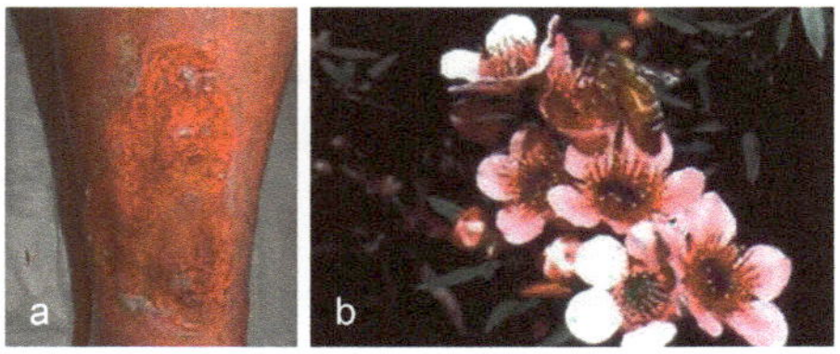

Abb. 12.13 a, b Infiziertes Beingeschwür, geeignet für Behandlung mit Honig (a). Blüten des Manuka-Buschs, Quelle des Manuka-Honigs (b)

Literatur

Berendt AR. Clinical Infectious Diseases 2006; 43: 193–198.

Berliner E, Ozbilgin B, Zarin DA. A systematic review of pneumatic compression for treatment of chronic venous insufficiency and venous ulcers. J Vasc Surg 2003; 37: 539–44.

Cullum N, Nelson EA, Fletcher AW, Sheldon TA. Compression for venous leg ulcers. Cochrane Database Syst Rev 2001; (2): CD000265.

Eginton MT, Brown KR, Seabrook GR, Towne JB, Cambria RA. A prospective randomized evaluation of negative-pressure wound dressings for diabetic foot wounds. Ann Vasc Surg 2003; 17: 645–9.

Karukonda SR, Flynn TC, Boh EE, McBurney EI, Russo GG, Millikan LE. The effects of drugs on wound healing – part II. Specific classes of drugs and their effect on healing wounds. Int J Dermatol 2000; 39: 321–33.

Kranke P, Bennett M, Roeckl-Wiedmann I, Debus S. Hyperbaric oxygen therpy for chronic wounds. Cochrane Database Syst Rev 2004; (1): CD004123.

KAPITEL

13

Stuart Enoch, Joseph E.Grey, Keith G.Harding*

Aktuelle Fortschritte und zukünftige Therapie-Entwicklungen

Die Heilung einer akuten Wunde ist ein komplexer Prozess aus einer Sequenz von Vorgängen, an deren Ende die Reparation der verletzten Gewebe steht. Diese Ereigniskette, die von der Gewebeverletzung ausgelöst wird, umfasst vier in einander übergehende, gut definierte Stadien: das Blutstillungsstadium, das Entzündungsstadium, das Proliferationsstadium und das Umbaustadium.

Die Blutstillung wird durch die Aggregation der Thrombozyten und die Bildung eines Blutgerinnsels gesichert. Das Entzündungsstadium wird durch das Erscheinen von Phagozyten und Makrophagen in der Wunde eingeleitet, beide sind wichtige Produzenten von Wachstumsfaktoren. Das Proliferationsstadium ist dadurch gekennzeichnet, dass sich neue Blutgefäße in der Wunde bilden (Angiogenese), Bestandteile der extrazellulären Matrix (u. a. Kollagen) gebildet werden, Granulationsgewebe entsteht und die Re-Epithelisierung anfängt. Im letzten Stadium wird die extrazelluläre Matrix fortwährend umgebaut, am Ende des Heilungsprozesses steht die avaskuläre Narbe.

Bei chronischen Wunden kann dieser Prozess in jeder der vier Phasen stehen bleiben. Meist erfolgt die Prozessunterbrechung im zweiten oder dritten Stadium (Entzündungs- bzw. Proliferationsstadium). Viele Mediatoren, u. a. Entzündungszellen, Wachstumsfaktoren, Proteasen (z. B. Matrixmetalloproteasen MMP) und zelluläre wie extrazelluläre Elemente, spielen wichtige Rollen in den verschiedenen Heilungsstadien. Alterationen einer oder mehrerer Komponenten können für Störungen der Wundheilung verantwortlich gemacht werden, wie sie bei chronischen Wunden beobachtet werden.

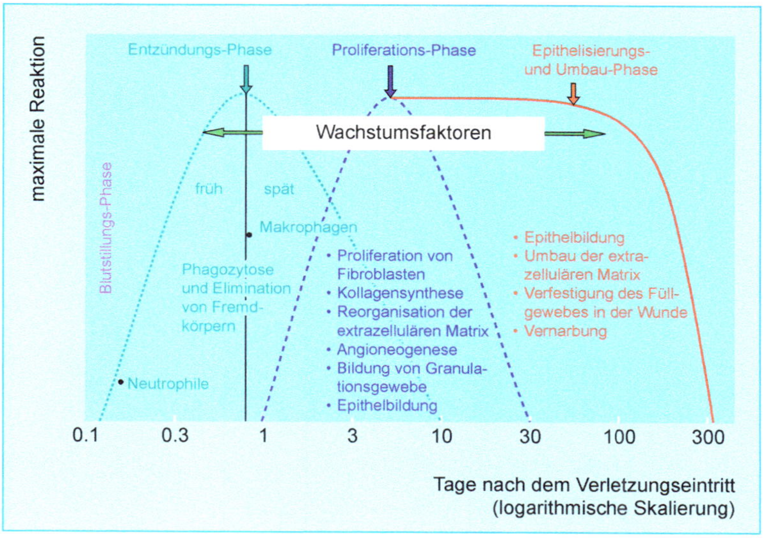

Abb. 13.1 Vier Stadien der Heilung einer akuten Wunde

* (S. Enoch, J. E. Grey, K. G. Harding. Recent advances and emerging treatments. BMJ 2006; 332: 962–965)

Therapien auf biologischer Basis

Kryokonservierte menschliche Leichenhaut (in Großbritannien) und menschliche Amnionmembranen sowie Froschhaut (außerhalb von Großbritannien) sind seit langem zur Behandlung von Wunden, insbesondere Brandwunden, genutzt worden. Seit neuestem wird an der Entwicklung von Wachstumsfaktoren und künstlichem „Hautersatz" gearbeitet zur Unterstützung der Heilung von chronischen, nicht heilenden Wunden verschiedener Ursachen. Diese Therapien setzen in verschiedenen Stadien des Heilungsprozesses an. Der Hautersatz soll untergegangenes Gewebe ersetzen.

Bei künstlichem Hautersatz handelt es sich um Gewebe-Produkte, die aus mikrotechnisch erzeugter, biokompatibler Polymermatrix bestehen und mit zellulären und/oder extrazellulären Elementen (u.a. Kollagen) kombiniert sein können. Verschiedene Wachstumsfaktoren (Proteine, die an der Steuerung der verschiedenen miteinander verbundenen Prozesse der Wundheilung beteiligt sind) können heutzutage mittels rekombinanter DNA-Technologie hergestellt werden; auch ihre Entwicklung dient der Verbesserung der Heilung chronischer, nicht heilender Wunden.

Tab. 13.1 Künstliche Hautersatz-Produkte zur Wundheilung

Produkt	Anwendung/Vorteile	Nachteile
Epicel®, Laserskin®*	permanente Deckung von Brandwunden zweiten Grades	zwei bis drei Wochen Zeitintervall zwischen Biopsie und Verfügbarkeit der Epidermis, keine Dermis
Integraf®**	sofortige permanente Deckung von chirurgisch exzidierten Brandwunden dritten Grades, plastische Chirurgie	benötigt gesunden, nichtinfizierten Wundgrund, Autotransplantation zur Epithelisierung ist nach drei bis vier Wochen nötig (bei Brandwunden)
AlloDerm®**	zur Deckung von Brandwunden dritten Grades und tiefen Geschwüren, plastische Chirurgie	muss evtl. bei Brandwunden nach zwei bis drei Wochen entfernt werden; Autotransplantation zur Epithelisierung nötig; ungeeignet bei infizierten Wunden
Biobrane®**	zur Deckung großer Brandwunden zweiten Grades und Hautentnahmewunden	nur temporäre Deckung; ungeeignet für infizierte Wunden
TransCyte®***	zur Deckung chirurgisch exzidierter Brandwunden dritten Grades und exzidierter Brandwunden zweiten Grades	nur temporär; erfordert evtl. Hauttransplantation nach zwei bis drei Wochen; ungeeignet für infizierte Wunden und bei Allergie gegen Schweinekollagen
Dermagraft®***	nicht heilende diabetische Fußgeschwüre und venöse Beingeschwüre	ungeeignet für infizierte Wunden und Wundhöhlungen
Apligraf®****	nicht heilende diabetische Fußgeschwüre und venöse Beingeschwüre	ungeeignet für infizierte Wunden und bei Patienten mit Allergie gegen Rinderkollagen
OrCel®****	akute und chronische tiefe Hautgeschwüre, Brandwunden zweiten Grades, Hautentnahmewunden	ungeeignet für infizierte Wunden und bei Patienten mit Allergie gegen Rinderkollagen

* = epidermal; ** = dermal, azellular; *** = dermal, zellular; **** = zusammengesetzt (azellular + zellular)

Tab. 13.2 Zusammensetzung einiger künstlicher Hautersatz-Produkte

Produkt	Bestandteile und Beschaffenheit
Aus Epidermis	
Epicel, Laserskin®	in Kultur gezüchtete autologe Epidermiszellen (Schicht)
CellSpray®	in Kultur gezüchtete autologe Epidermiszellen (Suspension)
BioSeed-S®	Keratinozyten-Fibrinkleber-Suspension
LyphoDerm®	Lysat von humanen Keratinozyten-Kulturen, enthält Wachstumsfaktoren und Zytokine
Aus Dermis (azellular)	
Integra®	zweischichtiger Hautersatz aus biologisch abbaubarer Matrix und Rinderkollagen, plus Außenschicht aus Silikon
AlloDerm®	bearbeitete menschliche Leichenhaut, mit azellulärer dermaler Matrix und Grundmembran
BioBrane®	Schweinehaut-Kollagen auf semipermeabler Silikonmembran
Aus Dermis (zellular)	
TransCyte®	allogene humane Fibroblasten, gezüchtet auf einem mit Schweinekollagen beschichteten Nylon-Netz
Dermagraft®	allogene humane Fibroblasten auf biologisch abbaubarer Unterlage
Zusammengesetzt	
Apligraf®, OrCel®	allogene gezüchtete Haut, mit Keratinozyten und Fibroblasten plus Rinderkollagen

Tab. 13.3 Lokal applizierte Wachstumsfaktoren zur Wundheilung
Anm.: alle bis auf PDGF (Regranex®) in Großbritannien/Deutschland für kommerzielle Zwecke nicht zugelassen

Faktor	Funktion bei der Wundheilung	Indikation
VEGF	stimuliert Angiogenese und Kollateralenbildung, beschleunigt Bildung von Granulationsgewebe	möglicherweise bei diabetischen Fußgeschwüren (Versuche mit Gentherapie bei PAVK)
FGF	fördert Fibroblastenproliferation, Matrixablagerung, Wundkontraktion, Angiogenese	rekombinantes bovines FGF in Studien wirksam bei Brandwunden, Dekubitus, Hautentnahmewunden
KGF	fördert Keratinozytenmigration und -proliferation	rekombinantes humanes KGF-2 in Studien wirksam bei venösen Beingeschwüren
EGF	stimuliert Keratinozytendifferenzierung, -proliferation, -migration, -adhäsion	rekombinantes humanes EGF in Studien wirksam bei Brandwunden zweiten Grades
PDGF	Chemoattraktant für neutrophile Leukozyten und Fibroblasten, stimuliert Fibroblastenproliferation	rekombinantes humanes PDGF-BB (Becaplermin) in Studien wirksam bei diabetischen Fußgeschwüren
GM-CSF	steuert die Proliferation von Epidermiszellen	rekombinantes humanes GM-CSF in Studien wirksam bei venösen Beingeschwüren
HGF	rekrutiert Neutrophile, Monozyten, Mastzellen; hat mitogene und morphogene Eigenschaften	rekombinantes HGF kann Heilung von venösen Beingeschwüren beschleunigen
TGF-β	lockt Makrophagen und Fibroblasten in die Wunde, stimuliert Angiogenese und Kollagenstoffwechsel	rekombinantes humanes TGF-β in Studien wirksam bei diabetischen Fußgeschwüren

VEGF = Vascular Endothelial Growth Factor; FGF = Fibroblast Growth Factor; KGF = Keratinocyte Growth Factor; EGF = Epidermal Growth Factor; PDGF = Platelet Derived Growth Factor; HGF = Hepatocyte Growth Factor; GM-CSF = Granulocyte Macrophage Colony Stimulating Growth Factor; TGF-β = Transforming Growth Factor β

Substanzen zum Einsatz im Entzündungsstadium

Die Produktion und Aktivität bestimmter Proteasen, u. a. der MMPs, Serinproteasen und der Neutrophilen-elastasen, die bei der Heilung von akuten Wunden eng mit einander gekoppelt und gesteuert sind, kann in chronischen Wunden gestört sein. Erhöhte Spiegel solcher Proteasen können für eine Wunde schädlich sein, und daher wurden Produkte entwickelt, die ihnen entgegenwirken sollen. Eines dieser Produkte ist Promogran®; nach Herstellerangaben soll es Proteasen inaktivieren und die natürlichen, vom Patienten gebildeten Wachstumsfaktoren beschützen. Es kann bei chronischen Wunden nützlich sein, die sich als therapieresistent gegenüber konventioneller Behandlung erwiesen haben; es ist unwirksam bei infizierten Wunden und bei Wunden mit pathologischem Wundgrund.

Substanzen zum Einsatz im Proliferationsstadium

Wachstumsfaktoren

Fibroblasten sind die Schlüsselzellen im Heilungsprozess; sie werden durch verschiedene Wachstumsfaktoren in die Wunde gelockt, u. a. durch den Thrombozyten-Wachstumsfaktor (Platelet Derived Growth Factor PDGF) und TGF-β (Transforming Growth Factor β). Die Fibroblasten proliferieren und produzieren dabei die Matrixproteine Fibronektin, Hyaluronan und im weiteren Verlauf Kollagen und Proteoglykane, die alle zusammen die neue extrazelluläre Matrix aufbauen helfen.

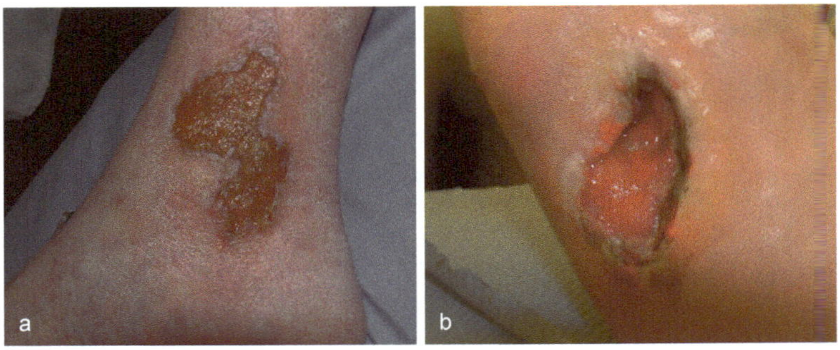

Abb. 13.2 a, b Chronisches venöses Beingeschwür, geeignet für Proteaseninhibitor-Wundauflage (a). Infiziertes diabetisches Geschwür bei Charcot-Fuß, geeignet für G-CSF-Therapie (b)

> Wachstumsfaktoren, u. a. G-CSF und TGF-β wurden auch im Entzündungsstadium eingesetzt. G-CSF (Granulocyte Colony Stimulating Factor) ist ein endogener hämatopoetischer Wachstumsfaktor, der die Differenzierung und Freisetzung von Neutrophilen aus dem Knochenmark stimuliert, die Funktion der Neutrophilen und Makrophagen steigert und die Proliferation von Keratinozyten fördert. Rekombinantes humanes G-CSF wird subkutan injiziert, es soll die Heilung von diabetischen Fußgeschwüren fördern (Datenlage nicht eindeutig; Kaestenbauer T et al., 2003; Anm. d. Übers.).
> TGF-β wirkt chemotaktisch auf Makrophagen, induziert die Bildung von Kollagen und Fibrin und hemmt die Metalloproteasen-Aktivität. TGF-β1 hat in Tierversuchen die Wundheilung beschleunigt; lokal appliziertes TGF-β2 war wirksam bei diabetischen Fußgeschwüren.

PDGF lockt Keratinozyten an und fördert die Bildung von Granulationsgewebe. Rekombinantes PDGF wurde zum Zweck der Beschleunigung des Proliferationsstadiums auf den Markt gebracht. Becaplermin (Regranex® Gel) ist zurzeit in Großbritannien (wie in Deutschland, Anm. d. Übers.) als einziger Wundheilungs-Wachstumsfaktor zugelassen. Eine multizentrische, doppelblinde randomisierte Studie bei Patienten mit chronischem diabetischen Fußgeschwür zeigte, dass lokal auf Wunden aufgetragenes PDGF die Heilung mehr als Placebo gefördert hat. Die Qualität des Wunddébridements hatte in dieser Studie die Wirksamkeit von PDGF

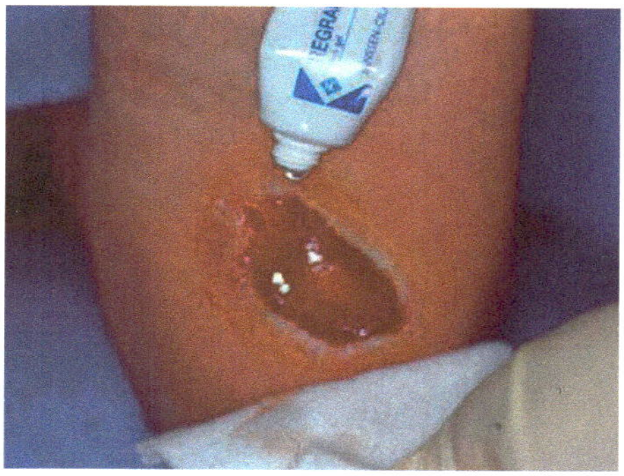

Abb. 13.3 Lokale Applikation eines rekombinanten, thrombozytären Wachstumsfaktors in ein diabetisches Fußgeschwür

noch gesteigert (bzw. überlagert, Anm. d. Übers.), was die Bedeutung einer guten Wundversorgung als Behandlungsgrundlage unterstreicht.

Fibroblastenwachstumsfaktor (FGF) und Vascular Endothelial Growth Factor (VEGF) sind im Proliferationsstadium sehr aktiv: FGF fördert die Proliferation von Fibroblasten und die Akkumulation von Kollagen und beschleunigt außerdem die Bildung von Granulationsgewebe. VEGF spielt eine entscheidende Rolle bei der Gefäßneubildung (Angiogenese).

Therapien auf der Grundlage von Zellen und Matrix

Auf einer Hyaluronsäure-Matrix gezüchtete autologe Fibroblasten (d. h. Fibroblasten aus der eigenen Dermis des Patienten) haben sich zur Behandlung von diabetischen Fußgeschwüren und von venösen Geschwüren als nützlich erwiesen. Eine azelluläre Matrix auf Kollagen-Basis, die die humane extrazelluläre Matrix imitiert, hat gleichfalls gute Resultate bei der Behandlung verschiedenartiger chronischer Geschwüre erbracht.

Bei tiefen Geschwüren oder Brandwunden sind oft sämtliche Hautschichten zerstört. Allogene Fibroblasten, aus menschlicher Vorhaut gewonnen und in vitro gezüchtet, sind als Hautersatz in solchen Fällen angewandt worden. Sie werden auf biologisch abbaubaren Trägern (z. B. Dermagraf®) oder auf einem Nylonnetz (z. B. TransCyte®) in vitro gezüchtet. Die in der Kultur gewachsenen Fibroblasten sezernieren Kollagen, Matrixproteine und Wachstumsfaktoren und fördern die Heilung. Sie wurden hergestellt, um als Hautersatz bei verschiedenen Wunden eingesetzt zu werden; wissenschaftliche Erfahrungen wurden vorwiegen bei ihrem Einsatz bei Brandwunden bzw. diabetischen Fußgeschwüren gewonnen.

Aufbereitete menschliche Leichenhaut, der sämtliche Zellen entzogen wurden unter Zurücklassung eines nicht-antigenen Hautgerüsts (z. B. Alloderm®), war einer der ersten Hautersatzstoffe. Zusammengesetzte Hautersatzstoffe (bestehend aus allogenen Keratinozyten und Fibroblasten als Epidermis- bzw. Dermis-Äquivalente) sind auch wirksam bei diabetischen Fußgeschwüren und venösen Geschwüren.

Produkte zum Einsatz bei der Epithelisierung und im Umbaustadium

Wachstumsfaktoren

Der Epidermiswachstumsfaktor (Epidermal Growth Factor, EGF) ist wichtig für die Keratinozytenreifung, die Keratinozytenproliferation, -migration und -adhäsion. Lokal appliziertes rekombinantes EGF regt die Epithelisierung von oberflächlichen Brandwunden und oberflächlichen granulierenden Hautwunden an. Der Keratinozytenwachstumsfaktor (KGF) regt ebenfalls das Wachstum und die Migration von Keratinozyten an; rekombinanter KGF induziert das Wachstum von Epithelzellen und beschleunigt die Heilung venöser Beingeschwüre. Granulozyten-Makrophagen-Kolonie-stimulierender Faktor (GM-CSF) wird von Keratinozyten kurz nach einer Hautverletzung sezerniert; auf autokrinem Weg steuert dieser Faktor die Bildung von Epidermiszellen. Topisch appliziertes, rekombinantes, humanes GM-CSF wirkt bei venösen Beingeschwüren.

TGF-β3 reduziert die Ablagerung von Kollagen während des Proliferations- und Umbaustadiums und verringert so die Narbenbildung. Studien zur Effektivität von TGF-β3 bei der Behandlung von überschüssiger Narbenbildung sind auf den Weg gebracht worden; die Rolle von TGF-β3 bei der Behandlung von Narben-Keloid ist ungeklärt.

Rekombinantes bovines FGF beschleunigt die Bildung von Granulationsgewebe und die Regeneration der Epidermis bei Patienten mit Druckgeschwüren und Brandwunden. Lokal appliziertes VEGF verbessert die Angiogenese und die Granulation im Tierversuch bei ischämischen Wunden. Intramuskulär appliziertes VEGF verbessert die Kollateralzirkulation bei Patienten mit PAVK und führt zur Heilung von ischämischen Geschwüren (randomisierte kontrollierte Studien liegen nicht vor, Anm. d. Übers).

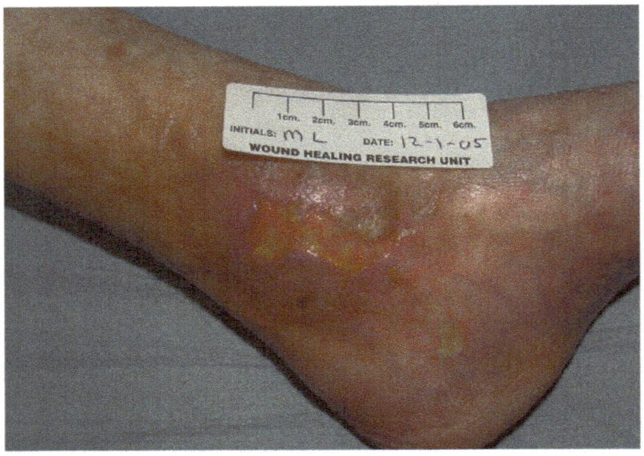

Abb. 13.4 Venöses Beingeschwür, geeignet für die Anwendung von künstlichem Hautersatz

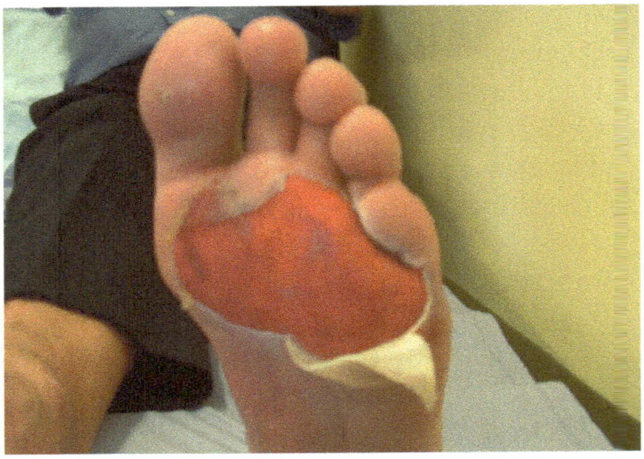

Abb. 13.5 Brandwunde zweiten Grades, geeignet für künstlichen Hautersatz

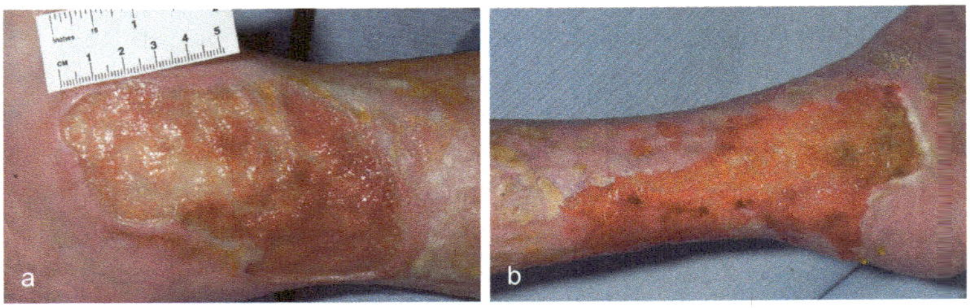

Abb. 13.6 a, b Geeignete Wunden für Präparate, die im Umbau- bzw. Epithelisierungs-Stadium angewandt werden

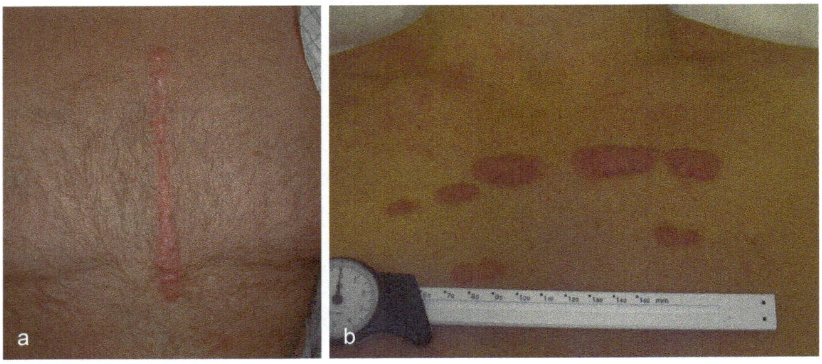

Abb. 13.7 a, b Hypertrophe Narben nach Abheilung einer Sternotomie-Wunde (a). Narben-Keloid nach Abheilung von Akne-Läsionen bei einem Jugendlichen (b)

Therapieprodukte auf zellulärer Basis

Die Transplantation von autologen Keratinozyten (oder von Keratinozytensuspensionen, die durch Biopsie und Kultur körpereigener Keratinozyten gewonnen wurden) sowie die Transplantation allogener Keratinozyten wurde bei diabetischen Fußgeschwüren, venösen Geschwüren und oberflächlichen Brandwunden angewandt. Kürzlich wurde eine Keratinozytensuspension in einer Fibrinkleber-Matrix vorgestellt, sie soll die Keratinozyten besser am Wundgrund ankleben. Außerdem wurde ein Total-Lysat kulturell gezüchteter humaner Keratinozyten auf den Markt gebracht, das Wachstumsfaktoren, Zytokine und Matrixmoleküle in einem hydrophilen Gel enthält, zur Anwendung bei venösen Beingeschwüren. Die Keratinozytenprodukte werden meist nur in Zentren angewandt, die sich auf die Behandlung chronischer Wunden und Brandwunden spezialisiert haben.

Verabreichung von Wachstumsfaktoren

Wachstumsfaktoren werden zurzeit noch lokal in die Wunde appliziert (wie Regranex®) oder müssen subkutan injiziert werden (z. B. G-CSF, Filgrastim, Neupogen®; Anm. d. Übers.). Ihre Wirkung ist begrenzt durch die kurze Halbwertszeit bzw. ihre Inaktivierung durch Wund-Proteasen (Regranex®). Um diese Probleme zu umgehen, wird an einer Gen-Therapie gearbeitet (Transfer von Nukleinsäuren); das Ziel ist eine Wirkungsverlängerung von Wachstumsfaktoren.

Einwände gegen Produkte auf biologischer Basis

Mangelnde Evidenzklasse-1-Wirksamkeitsnachweise

Randomisierte kontrollierte Therapiestudien zu den vielen biologischen Produkten sind rar; das gängige Wissen über sie stammt aus nichtrandomisierten prospektiven Studien, retrospektiven Auswertungen, kleinen Fallserien (von Einzelpersonen oder Institutionen mitgeteilt) und Einzelfall-Darstellungen. Bei den Wachstumsfaktoren beispielsweise wissen wir kaum etwas über die richtige Dosierung und Anwendungsdauer. Auch fehlen Vergleichsuntersuchungen ähnlicher Produkte, z. B. Haut verglichen mit Hautersatz. Es sind allerdings größere, multizentrische, doppelblinde randomisierte Studien für einige Produkte gestartet worden.

Mögliche Krankheitsübertragung

Spender von menschlichen Geweben für die Züchtung von Hautersatz werden ausführlich anamnestiziert, ihr Blut wird auf eine Reihe von Infektionskrankheiten (u. a. Hepatitis, AIDS, Syphilis) kontrolliert, bevor ihre Gewebe verarbeitet werden. Doch ist eine totale Sterilisierung dieser aus menschlichen Gewebe gewonnenen Produkten schon deshalb nicht möglich, weil sie für die Wundheilung ja lebende Zellen enthalten müssen. Außerdem können alle derzeitigen Testmethoden nicht mit absoluter Sicherheit ausschließen, dass unbekannte Krankheiten übertragen werden können. Ähnlich ist die Situation bei Gewebe, Serum, Kollagen oder Zellen tierischen Ursprungs: Auch sie bergen das theoretische Risiko einer Infektionsübertragung von z. B. Prion-Krankheiten wie die Creutzfeldt-Jakob-Krankheit.

Andere Bedenken

Die meisten biologischen Produkte enthalten Bestandteile, die vom Rind, vom Schwein oder vom Menschen stammen und somit religiös und ethisch bedenklich sein können. Künstlich hergestellter Hautersatz und künstlich mit rekombinanter DNA-Technologie hergestellte Wachstumsfaktoren sind teuer und werden auch deswegen nur mit Zurückhaltung angewandt.

Tab. 13.4 Produkte und Wachstumsfaktoren zum Einsatz in verschiedenen Stadien der Wundheilung

Stadium	Produkte	Wachstumsfaktoren
Entzündung	Promogran®	TGF-β1 und TGF-β2
Proliferation	Dermagraft®, TransCyte®, Alloderm®, Apligraf®, OrCel®	PDGF, FGF, VEGF
Epithelisierung	Epicel®, Laserskin®, CellSpray®, BioSeed-S®, LyphoDerm®, Trancell®	EGF, KGF, GM-CSF
Umbau und Narbenbildung	Produkte auf Silikon-Basis, z. B. Silicon-Gel (Cica-care®)	TGF-β3

Schwerpunkte der aktuellen Forschung sind die Beeinflussung der Regulatorgene von an der Wundheilung beteiligten Zellen, die Nanotechnologie zur Applizierung von spezifischen Zellprodukten in die Wunde sowie die Transplantation von Stammzellen (diese sind pluripotent, könnten sich zu Keratinozyten, Fibroblasten, Endothelzellen differenzieren). Bis heute gibt es viel versprechende Daten zur Gen- bzw. Stammzell-Therapie bei chronischen Wunden lediglich aus experimentellen Untersuchungen.

Tab. 13.5 Grundsätzliches zur modernen Wundbehandlung

- Die künstlich hergestellten Hautersatzstoffe und andere biologische Wundmanipulationen sind bei schmierig belegten, stark sezernierenden Wunden mit pathologischem Wundgrund kaum wirksam.
- Gute Wundversorgung (Débridement, Sekretableitung), ausreichende Schonung, Kompression bzw. Druckentlastung (bei Druckschäden) und Hautpflege – je nach klinischer Indikation – sind essentiell.
- Neue Therapieansätze sollten nur in Ergänzung und nicht als Ersatz der Grundprinzipien der guten Wundversorgung angewandt werden.

Die natürliche Heilung einer Hautwunde ist ein mehrere Schritte umfassender Prozess, der die Wechselwirkung und Koordinierung von vielen Zelltypen und -Molekülen erfordert, u. a. Wachstumsfaktoren und Proteasen. Bei der Vielfalt der beteiligten molekularen Faktoren überrascht es nicht, dass kein einziger Faktor, kein einziges Gen allein in der Lage ist, die Heilung zu beschleunigen. Überdies ist die Heterogenität unter den Wundtypen groß; die Identifizierung von zellulären und/oder molekularen Dysfunktionen in individuellen Wunden und deren gezielte Therapie ist eine der Zukunftsvisionen der Wundtherapeuten.

Literatur

Enoch S, Shaaban H, Dunn KW. Informed consent should be obtained from patients to use products (skin substitutes) and dressings containing biological material. J Med Ethics 2005; 31(1): 2–6.

Harding KG, Morris HL, Patel GK. Healing chronic wounds. BMJ 2002; 324: 160–3.

Jones JE, Nelson EA. Skin grafting for venous leg ulcers. Cochrane Database Syst Rev 2007(2): CD001737.

Kaestenbauer T et al. Evaluation of granulocyte colony-stimulating factor [filgrastim] in infected diabetic foot ulcers. Diabetologia 2003; 46: 27–30.

Singer AJ, Clark RA. Cutaneous wound healing. N Engl J Med 1999; 341: 738–46.

US National Human Genome Research Institute. www.genome.gov.

Index

L

M

N

O

P

Q

R

S

T

U

V

W

Z